VENDO VOZES

OLIVER SACKS

VENDO VOZES

Uma viagem ao mundo dos surdos

Tradução
Laura Teixeira Motta

4ª reimpressão

COMPANHIA DE BOLSO

Grafia atualizada segundo o Acordo Ortográfico da Língua Portuguesa de 1990, que entrou em vigor no Brasil em 2009.

Título original
Seeing voices: a journey into the world of the deaf

Capa
Jeff Fisher

Preparação
Célia Regina Rodrigues de Lima

Revisão
Adriana Moretto
Renato Potenza Rodrigues

Índice remissivo
Pedro Carvalho

Dados Internacionais de Catalogação na Publicação (CIP)
(Câmara Brasileira do Livro, SP, Brasil)

Sacks, Oliver W., 1933-
Vendo vozes : uma viagem ao mundo dos surdos / Oliver Sacks ; tradução Laura Teixeira Motta. — São Paulo : Companhia das Letras, 2010.

Título original: Seeing voices: a journey into the world of the deaf
Bibliografia.
ISNB 978-85-359-1608-9

1. Gallaudet Universidade — Revolta, 1988 2. Linguagem de sinais 3. Surdos — História I. Título. II. Título: Uma viagem ao mundo dos surdos.

10-00351 CDD - 305.908162

Índice para catálogo sistemático:
1. Surdos : História 305.908162

2015

EDITORA SCHWARCZ S.A.
Rua Bandeira Paulista, 702, cj. 32
04532-002 — São Paulo — SP
Telefone: (11) 3707-3500
Fax: (11) 3707-3501
www.companhiadasletras.com.br
www.blogdacompanhia.com.br

[*A língua de sinais*], *nas mãos de seus mestres, é uma língua extraordinariamente bela e expressiva, para a qual, na comunicação uns com os outros e como um modo de atingir com facilidade e rapidez a mente dos surdos, nem a natureza nem a arte lhes concedeu um substituto à altura. Para aqueles que não a entendem, é impossível perceber suas possibilidades para os surdos, sua poderosa influência sobre o moral e a felicidade social dos que são privados da audição e seu admirável poder de levar o pensamento a intelectos que de outro modo estariam em perpétua escuridão. Tampouco são capazes de avaliar o poder que ela tem sobre os surdos. Enquanto houver duas pessoas surdas sobre a face da Terra e elas se encontrarem, serão usados sinais.*

J. SCHUYLER LONG
Diretor da Iowa School for the Deaf
The sign language (1910)

SUMÁRIO

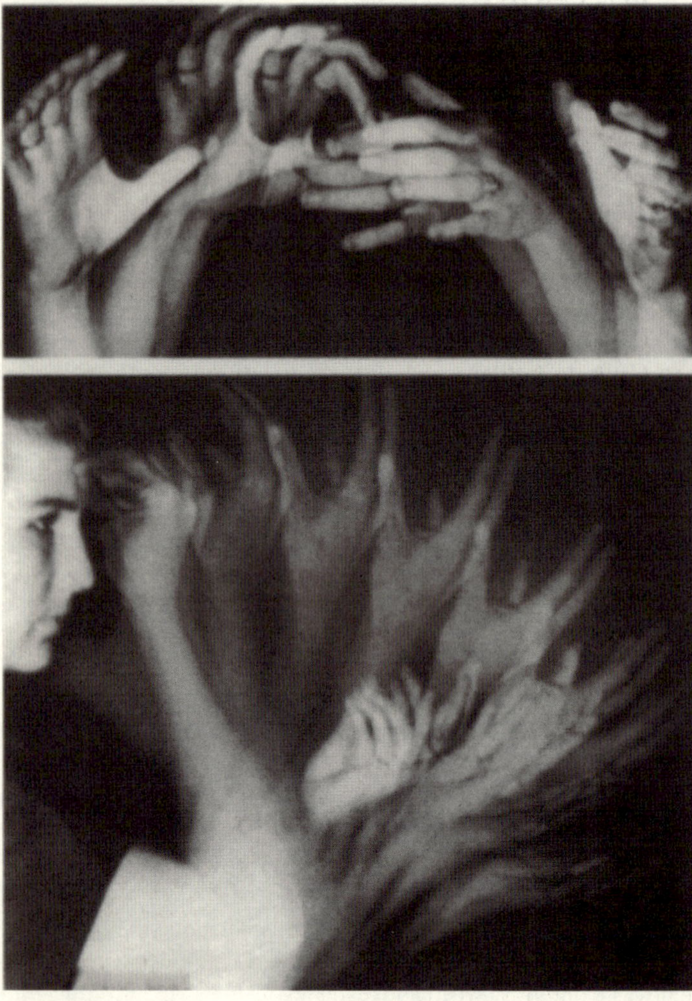

Fotografia estroboscópica dos sinais "juntar" e "informar" da ASL. (Reproduzido sob permissão de E. S. Klima, U. Bellugi, *The signs of language*. Harvard University Press, 1979.)

PREFÁCIO

Três anos atrás, eu nada sabia a respeito da situação dos surdos, nem imaginava que ela pudesse lançar luz sobre tantos domínios, sobretudo o domínio da língua. Fiquei pasmo com o que aprendi sobre a história das pessoas surdas e os extraordinários desafios (linguísticos) que elas enfrentam, e pasmo também ao tomar conhecimento de uma língua completamente visual, a língua de sinais, diferente em modo de minha própria língua, a falada. É facílimo aceitarmos como natural a língua, a nossa própria língua — talvez seja preciso encontrarmos outra língua, ou, melhor dizendo, um outro *modo* de linguagem, para nos surpreender, nos maravilhar novamente.

Ao ler pela primeira vez a respeito dos surdos e de seu singular modo de linguagem, a língua de sinais, senti-me instigado a embarcar numa exploração, numa jornada. Essa jornada conduziu-me a pessoas surdas e suas famílias, a escolas para surdos e à Gallaudet University, a inigualável universidade de surdos; conduziu-me à ilha de Martha's Vineyard, onde existia uma surdez hereditária e todos os habitantes (tanto surdos como ouvintes) usavam a língua de sinais; conduziu-me a cidades como Fremont e Rochester, onde existe uma notável comunicação entre as comunidades de surdos e ouvintes; conduziu-me aos grandes pesquisadores da língua de sinais e das condições dos surdos estudiosos brilhantes e dedicados que me contagiaram com seu arrebatamento, seu senso de regiões inexploradas e novas fronteiras.[1] Minha jornada levou-me a ver a linguagem, a natureza da conversa e do ensino, o desenvolvimento infantil, o desenvolvimento e funcionamento do sistema nervoso, a formação de comunidades, mundos e culturas de um modo inteiramente novo para mim, que foi uma educação e um prazer.

Deu-me, sobretudo, uma perspectiva totalmente nova sobre problemas antiquíssimos, uma concepção nova e inesperada da linguagem, da biologia e da cultura... tornou estranho o familiar, e familiar o estranho.

Minhas viagens ao mesmo tempo me fascinaram e consternaram. Fiquei desalentado ao descobrir que muitos surdos nunca adquirem as habilidades de uma boa linguagem ou pensamento e que uma vida desventurada pode estar à espera deles.

Porém, quase de imediato, eu seria conscientizado de uma outra dimensão, um outro mundo de considerações, não biológicas, mas culturais. Muitas das pessoas surdas que conheci não haviam aprendido apenas uma língua adequada, e sim uma língua de um tipo inteiramente diferente, que servia não só às capacidades de pensamento (e, de fato, possibilitava o pensamento e a percepção de um tipo não totalmente imaginável pelos que ouvem), mas também como o meio de comunicação de uma comunidade e uma cultura ricas. Ainda que jamais tenha esquecido a condição "médica" dos surdos, fui então levado a vê-los sob uma luz nova, "étnica", como um povo, com uma língua distinta, com sensibilidade e cultura próprias.[2]

As pessoas poderiam pensar que a história e o estudo das pessoas surdas e de sua língua são algo de interesse extremamente restrito. Porém, a meu ver, essa ideia é absolutamente equivocada. É bem verdade que os surdos congênitos constituem apenas 0,1% da população; no entanto, as considerações que emergem graças a eles suscitam questões da mais abrangente e profunda importância. O estudo dos surdos mostra-nos que boa parte do que é distintivamente humano em nós — nossas capacidades de linguagem, pensamento, comunicação e cultura — não se desenvolve de maneira automática, não se compõe apenas de funções biológicas, mas também tem origem social e histórica; essas capacidades são um *presente* — o mais maravilhoso dos presentes — de uma geração para a outra. Percebemos que a cultura é tão importante quanto a natureza.

A existência de uma língua visual, a língua de sinais, e das espantosas intensificações da percepção e inteligência visual que acompanham sua aquisição demonstra que o cérebro é rico em potenciais que nunca teríamos imaginado e também revela a quase ilimitada flexibilidade e capacidade do sistema nervoso, do organismo humano, quando depara com o novo e precisa adaptar-se. Se esse tema nos mostra as vulnerabilidades, os modos como (muitas vezes inadvertidamente) podemos prejudicar a nós mesmos, ele nos mostra, da mesma forma, nossas forças desconhecidas e inesperadas, os infinitos recursos de sobrevivência e transcendência com que nos dotaram, juntas, a natureza e a cultura. Assim, embora seja meu desejo que as pessoas surdas, seus familiares, professores e amigos venham a interessar-se especialmente por este livro, espero que o público leitor em geral também possa encontrar nele uma perspectiva inesperada da condição humana.

Este livro compõe-se de três partes. A primeira foi escrita em 1985 e 1986 e teve início como uma resenha de um livro sobre a história dos surdos, *When the mind hears* [Quando a mente escuta], de Harlan Lane. A resenha crescera e se transformara em ensaio na época da publicação (*New York Review of Books*, 27 de março de 1986), e desde então recebeu novos acréscimos e revisão. Conservei, porém, certas formulações e locuções com as quais já não concordo porque julguei que devia preservar o original, independentemente de seus defeitos, uma vez que ele refletia o modo como considerei pela primeira vez o assunto. A parte 3 foi estimulada pela revolta dos estudantes do Gallaudet em março de 1988 e foi publicada no *New York Review of Books* de 2 de junho desse mesmo ano. Essa parte também foi consideravelmente revista e ampliada para o presente volume. A parte 2, escrita por último, no outono de 1988, mesmo assim é, sob certos aspectos, o cerne do livro — pelo menos, é a visão mais sistemática, mas também a mais pessoal, de todo o assunto. Devo acrescentar que nunca me foi possível contar uma história, ou seguir uma linha de raciocínio, sem enveredar por inúmeras viagens ou excursões secundárias ao longo do caminho e sempre vendo minha jornada mais rica em razão disso.[3]

Sou, devo ressaltar, um leigo no assunto — não sou surdo, não sei usar a língua de sinais, não sou intérprete nem professor, não sou especialista em desenvolvimento infantil e não sou historiador nem linguista. Esta, como se evidenciará, é uma área polêmica (às vezes renhida), na qual opiniões arrebatadas vêm-se combatendo há séculos. Sou um leigo, sem conhecimento ou especialização, mas também, acredito, sem preconceitos, sem interesses a defender, sem animosidades na questão.

Eu não poderia ter empreendido minha jornada, e muito menos ter escrito sobre ela, sem a ajuda e a inspiração de inúmeras outras pessoas, principalmente pessoas surdas pacientes, sujeitos de experiências, colaboradores, amigos — os únicos capazes de me dar uma perspectiva de quem está dentro da situação — e aqueles que tratam mais diretamente com elas, seus familiares, intérpretes e professores. Em particular, devo agradecer aqui a grande ajuda de Sarah Elizabeth e Sam Lewis e de sua filha Charlotte, de Deborah Tannen, da Georgetown University e dos funcionários da California School for the Deaf, em Fremont, da Lexington School for the Deaf e de muitas outras escolas e instituições para surdos, em especial a Gallaudet University — incluindo David de Lorenzo, Carol Erting, Michael Karchmer, Scott Liddell, Jane Norman, John Van Cleve, Bruce White e James Woodward, entre muitos outros.

Tenho uma dívida fundamental junto aos pesquisadores cuja vida inteira tem sido dedicada a entender e estudar os surdos e sua língua em particular, Ursula Bellugi, Susan Schaller, Hilde Schlesinger e William Stokoe, que, sem reservas e com generosidade, compartilharam comigo suas reflexões e observações e estimularam as minhas próprias. Jerome Bruner, que tão profundamente refletiu a respeito do desenvolvimento da mente e da linguagem infantis, foi um amigo e guia inestimável todo o tempo. Meu amigo e colega Elkhonon Goldberg sugeriu novos modos de encarar os fundamentos neurológicos da linguagem e do pensamento e as formas especiais que eles podem assumir nos surdos. Tive o especial prazer, neste ano, de conhecer Harlan Lane e Nora Ellen Groce, cujos livros muito me inspiraram em 1986, no início de minha jornada, e Carol Padden, cujo livro foi uma grande influência para mim em 1988 — as perspectivas desses autores sobre os surdos ampliaram minhas concepções. Diversos colegas, inclusive Ursula Bellugi, Jerome Bruner, Robert Johnson, Harlan Lane, Helen Neville, Isabelle Rapin, Israel Rosenfield, Hilde Schlesinger e William Stokoe, leram os originais deste livro em seus vários estágios e contribuíram com comentários, críticas e apoio, pelos quais sou particularmente grato. A todos esses e a muitos outros devo esclarecimento e discernimento (muito embora minhas opiniões — e erros — sejam inteiramente meus).

Em março de 1986, Stan Holwitz, da University of California Press, respondeu de imediato ao meu primeiro ensaio, incentivando-me a expandi-lo urgentemente para transformá-lo num livro; ele me deu seu paciente apoio e estímulo durante os três anos necessários para pôr em prática sua sugestão. Paula Cizmar leu sucessivos rascunhos do livro e me ofereceu muitas sugestões valiosas. Shirley Warren conduziu os originais ao longo do processo de produção, lidando pacientemente com as numerosas notas e alterações de última hora.

Tenho uma dívida enorme para com minha sobrinha, Elizabeth Sacks Chase, que sugeriu o título — ele deriva das palavras de Píramo a Tisbe: "Vejo uma voz. [...]".

Depois de ter concluído este livro, comecei a fazer o que talvez devesse ter feito logo de saída — iniciei o estudo da língua de sinais. Agradeço especialmente à minha professora, Janice Rimler, da New York Society for the Deaf, e a meus instrutores, Amy e Mark Trugman, por lutarem valentemente com um principiante difícil, tardio, e me convencerem de que nunca é tarde para começar.

Por fim, tenho de mencionar a maior de todas as dívidas para com quatro pessoas — dois colegas e dois editores — que tiveram um papel essencial, possibilitando meu trabalho e minha obra. A primeira delas é Bob Silvers, editor da *New York Review of Books*, que no princípio de tudo me enviou o livro de Harlan Lane, dizendo "Você nunca pensou de verdade sobre a linguagem; este livro o obrigará a fazê-lo" — como, de fato, me obrigou. Bob Silvers possui um senso clarividente das coisas sobre as quais as pessoas ainda não refletiram, mas deveriam refletir; e, com seu especial dom obstétrico, ajuda-as a dar à luz seus pensamentos ainda não nascidos.

A segunda pessoa é Isabelle Rapin, que tem sido minha melhor amiga e colega no Albert Einstein College of Medicine por vinte anos e que há um quarto de século trabalha pessoalmente com surdos, refletindo com profundidade a respeito deles. Isabelle apresentou-me a pacientes surdos, levou-me a escolas para surdos, compartilhou comigo sua experiência com crianças surdas e me ajudou a compreender os problemas dessas pessoas como eu nunca poderia ter feito sem auxílio. (Ela própria escreveu uma extensa resenha-ensaio [Rapin, 1986] baseada principalmente em *When the mind hears.*)

Conheci Bob Johnson, diretor do Departamento de Linguística de Gallaudet, em minha primeira visita a essa universidade, em 1986, e fui por ele apresentado à língua de sinais e ao mundo dos surdos — uma língua, uma cultura que dificilmente quem é de fora consegue discernir ou imaginar. Isabelle Rapin e Bob Silvers lançaram-me juntos nesta jornada, e Bob Johnson depois assumiu o lugar deles como meu companheiro de viagem e guia.

Kate Edgar, por fim, desempenhou o papel ímpar de colaboradora, amiga, preparadora de texto e organizadora, incentivando-me o tempo todo a pensar e escrever, a discernir todas as facetas do tema, porém sempre me atendo a seu centro e ponto de convergência.

A essas quatro pessoas, portanto, dedico este livro.

O.W.S.
Nova York
Março de 1989

1

Somos notavelmente ignorantes a respeito da surdez — o que era, para o dr. Johnson, "uma das mais terríveis calamidades humanas" —, muito mais ignorantes do que um homem instruído teria sido em 1886 ou 1786. Ignorantes e indiferentes. Nos últimos meses, mencionei o assunto a inúmeras pessoas e quase sempre obtive respostas como: "Surdez? Não conheço nenhuma pessoa surda. Nunca pensei muito sobre isso. Não há nada de *interessante* na surdez, há?". Essa teria sido minha própria resposta alguns meses atrás.

A situação mudou para mim quando recebi um avultado volume de Harlan Lane intitulado *When the mind hears*: *a history of the deaf*, que abri com indiferença, logo transformada em assombro e depois em algo próximo da incredulidade. Conversei sobre o assunto com a dra. Isabelle Rapin, minha amiga e colega que há 25 anos trabalha intimamente com surdos. Conheci melhor uma colega com surdez congênita, mulher notável e muito talentosa a quem eu antes não valorizava devidamente.[1] Comecei a acompanhar com grande atenção, ou a estudar, pela primeira vez, alguns pacientes sob meus cuidados.[2] Minha leitura ampliou-se rápido, da história de Harlan Lane para *The deaf experience*, uma coletânea de memórias e estudos biográficos dos primeiros surdos alfabetizados organizada por Lane, e em seguida para *Everyone here spoke Sign Language*, de Nora Ellen Groce, e muitos outros livros. Hoje em dia, tenho toda uma prateleira da estante ocupada por obras sobre um assunto que seis meses atrás eu nem sequer pensava que existia, e assisti a alguns dos admiráveis filmes produzidos sobre o tema.[3]

Mais um crédito, a título de preâmbulo. Em 1969, W. H. Auden deu-me um exemplar, o seu próprio, de *Deafness*, um notável ensaio autobiográfico do poeta e novelista sul-africano David Wright, que ficou surdo aos sete anos de idade. "Você verá que é fascinante", disse Auden. "É um livro maravilhoso." Estava pontilhado com suas anotações (embora eu não saiba se ele chegou a revê-las). Em 1969, passei os olhos pela obra, sem prestar muita atenção. Mas depois eu a redescobriria por mim mesmo. David Wright é um autor que escreve do âmago de sua própria experiência e não como um historiador ou acadêmico escreve sobre o tema. Além disso, ele não é um estranho para nós. Podemos imaginar com certa facilidade como seria estar no lugar dele (ao passo que, sem dificuldade, não seríamos capazes de imaginar como seria estar no lugar de alguém que nasceu surdo, como o célebre professor Laurent Clerc). Por isso, ele pode servir de ponte para nós, conduzindo-nos com suas próprias vivências ao reino do inimaginável. Uma vez que Wright é mais fácil de ler do que os grandes surdos-mudos do século XVIII, devemos, se possível, ler primeiro sua obra porque ela nos prepara para aqueles autores. No final do livro, Wright escreve:[4]

> Não há muita coisa escrita por surdos sobre a surdez.[5] Mesmo assim, considerando que só fiquei surdo depois de ter aprendido a língua, não estou em melhor posição do que uma pessoa ouvinte para imaginar como seria nascer no silêncio e chegar à idade da razão sem adquirir um veículo de pensamento e comunicação. Só o tentar já mostra a eloquência da extraordinária abertura do Evangelho de são João: No princípio, era o Verbo. Como é que se formulam conceitos nessas condições?

É isso — essa relação da linguagem com o pensamento — que compõe a mais profunda, a suprema questão quando refletimos sobre o que aguarda, ou pode aguardar, aqueles que nascem ou muito cedo se tornam surdos.

O termo "surdo" é vago, ou melhor, é tão abrangente que nos impede de levar em conta os graus de surdez imensamente variados, graus que têm uma importância qualitativa e mesmo "existencial". Há os que têm "dificuldade para ouvir", mais ou menos 15 milhões dentre a população americana, pessoas que conseguem ouvir parte do que se fala com o auxílio de aparelhos auditivos e um pouco de atenção e paciência provindos de quem fala com eles. Muitos de nós têm pais ou avós nessa categoria — um século atrás, eles teriam usado cornetas acústicas; hoje, usam aparelhos auditivos.

Há também os "seriamente surdos", muitos deles vítimas de doença ou dano no ouvido na juventude; mas no caso deles, assim como no dos que têm dificuldade para ouvir, ainda é possível ouvir a fala, em especial com os novos aparelhos auditivos, altamente sofisticados, computadorizados e "personalizados" que estão surgindo agora. Existem também os "profundamente surdos" — às vezes chamados "totalmente surdos" —, que não têm esperança alguma de ouvir qualquer fala, não importam que avanços tecnológicos imagináveis possam surgir. As pessoas profundamente surdas não são capazes de conversar da maneira usual — precisam ler os lábios (como fazia David Wright), usar a língua de sinais ou ambas as coisas.

Não é apenas o grau de surdez que importa, mas principalmente a idade, ou estágio em que ela ocorre. David Wright, no trecho já citado, observa que perdeu a audição só depois de ter aprendido a língua, e (sendo assim) ele não é sequer capaz de imaginar como seria a situação para os que não tinham ou perderam a audição antes do aprendizado da língua. Wright volta ao assunto em outras passagens.[6]

> Tornar-me surdo na época em que me tornei — se a surdez tinha de ser meu destino — foi uma sorte extraordinária. Aos sete anos de idade, uma criança provavelmente já compreende os fundamentos da língua, como eu compreendia. Ter aprendido naturalmente a falar foi outra vantagem

> — pronúncia, sintaxe, inflexão, expressões idiomáticas, tudo foi adquirido pelo ouvido. Eu possuía a base de um vocabulário que poderia ser ampliado sem dificuldade com a leitura. *Tudo isso me teria sido impossível se eu tivesse nascido surdo ou perdido a audição mais cedo.* [Grifo meu.]

Wright discorre sobre as "vozes fantasmagóricas" que ele ouve quando alguém lhe fala, contanto que ele consiga *ver* o movimento dos lábios e do rosto da pessoa, e conta que "escuta" o sussurro do vento sempre que vê árvores ou ramos sendo agitados pelo ar.[7] Ele faz uma descrição fascinante da primeira vez em que isso aconteceu — de sua ocorrência *imediata* juntamente com o início da surdez:[8]

> [Minha surdez] ficou mais difícil de perceber porque desde o princípio meus olhos inconscientemente haviam começado a traduzir o movimento em som. Minha mãe passava grande parte do dia ao meu lado e eu entendia tudo o que ela dizia. Por que não? Sem saber, eu vinha lendo seus lábios a vida inteira. Quando ela falava, eu parecia ouvir sua voz. Foi uma ilusão que persistiu mesmo depois de eu ficar sabendo que era uma ilusão. Meu pai, meu primo, todas as pessoas que eu conhecia conservaram vozes fantasmagóricas. Só me dei conta de que eram imaginárias, projeções do hábito e da memória, depois de sair do hospital. Um dia eu estava conversando com meu primo, e ele, num momento de inspiração, cobriu a boca com a mão enquanto falava. Silêncio! De uma vez por todas, compreendi que quando não podia ver eu não conseguia escutar.[9]

Embora Wright saiba que os sons que ele "ouve" são "ilusórios" — projeções do hábito e da memória —, esses sons permanecem intensamente vívidos para ele ao longo de décadas de surdez. Para Wright, para os que ficaram surdos depois de a audição estar bem estabelecida, o mundo pode permanecer repleto de sons, muito embora sejam "fantasmagóricos".[10]

A situação é muito diversa, e essencialmente inimaginável pelas pessoas normais (e até mesmo pelas que têm surdez pós-linguística, como David Wright), quando já ao nascer a audição está ausente ou quando ela é perdida na infância antes de a língua ser adquirida. As pessoas assim atingidas — com surdez pré-linguística — encontram-se numa categoria qualitativamente diferente de todas as demais. Para essas pessoas, que nunca ouviram, que não têm lembranças, imagens ou associações auditivas possíveis, nunca poderá ocorrer a ilusão de som. Elas vivem num mundo de absoluto e contínuo silêncio e ausência de som.[11] Essas pessoas, os surdos congênitos, perfazem talvez 250 mil nos Estados Unidos. São um milésimo das crianças do planeta.

É dessas pessoas, e apenas dessas, que nos ocuparemos aqui, pois sua situação e dificuldades são únicas. Por que isso ocorre? Ao pensarem sobre a surdez, quando chegam a pensar, as pessoas tendem a considerá-la menos grave do que a cegueira, a vê-la como uma desvantagem, um incômodo ou uma invalidez, mas quase nunca como algo devastador num sentido radical.

Pode-se debater se a surdez é ou não "preferível" à cegueira quando adquirida não muito cedo na vida; mas nascer surdo é infinitamente mais grave do que nascer cego pelo menos de forma potencial. Isso porque os que têm surdez pré-linguística, incapazes de ouvir seus pais, correm o risco de ficar seriamente atrasados, quando não permanentemente deficientes, na compreensão da língua, a menos que se tomem providências eficazes com toda a presteza. E ser deficiente na linguagem, para um ser humano, é uma das calamidades mais terríveis, porque é apenas por meio da língua que entramos plenamente em nosso estado e cultura humanos, que nos comunicamos livremente com nossos semelhantes, adquirimos e compartilhamos informações. Se não pudermos fazer isso, ficaremos incapacitados e isolados, de um modo bizarro — sejam quais forem nossos desejos, esforços e capacidades inatas. E, de fato, podemos ser tão pouco capazes de realizar nossas capacidades intelectuais que pareceremos deficientes mentais.[12]

Foi por esse motivo que os natissurdos, ou, em inglês, "*deaf and dumb*", foram julgados "estúpidos" por milhares de anos e considerados "incapazes" pela lei ignorante — incapazes para herdar bens, contrair matrimônio, receber instrução, ter um trabalho adequadamente estimulante — e que lhes foram negados direitos humanos fundamentais. Essa situação só começou a ser remediada em meados do século XVIII, quando (talvez como parte de um esclarecimento mais geral, talvez por um ato específico de empatia e gênio) a percepção e a situação dos surdos se alteraram radicalmente.

Sem dúvida, os *philosophes* da época fascinaram-se pelas extraordinárias questões e problemas representados por um ser humano aparentemente desprovido de linguagem. De fato, o Menino Selvagem de Aveyron,[13] quando levado a Paris em 1800, foi internado no National Institution for Deaf-Mutes, que na época era supervisionado pelo abade Roch-Ambroise Sicard, membro fundador da Society of Observers of Man e eminente autoridade na educação de surdos. Como escreve Jonathan Miller:[14]

> No que respeitava aos membros dessa sociedade, a criança "selvagem" representava um caso ideal para investigarem os fundamentos da natureza humana. [...] Estudando uma criatura daquele tipo, assim como haviam antes estudado selvagens e primatas, índios peles-vermelhas e orangotangos, os intelectuais do final do século XVIII esperavam determinar o que era característico do homem. Talvez agora fosse possível avaliar a dotação nativa da espécie humana e definir de uma vez por todas a parte desempenhada pela sociedade no desenvolvimento da linguagem, da inteligência e da moralidade.

Nesse ponto, obviamente, os dois empreendimentos divergiram, um terminando em triunfo, o outro, em completo fracasso. O Menino Selvagem nunca adquiriu uma língua, seja qual for a razão ou as razões. Uma possibilidade, considerada de forma insuficiente, é a de que, por estranho que pareça, nunca o tenham exposto à língua de sinais, sendo ele continuamente (e em vão) forçado a tentar falar. Mas quando foram feitas tentativas apropriadas de comunicar-se com os "*deaf and dumb*", ou seja, por meio da língua de sinais, eles se revelaram notavelmente educáveis e de pronto mostraram ao assombrado mundo que eram capazes de ingressar por completo na cultura e na vida. Essa circunstância fascinante — como uma minoria desprezada e negligenciada, a quem até então praticamente se negava a condição de ser humano, emergiu de um modo súbito e espantoso no cenário mundial (e o posterior solapamento de tudo isso no século seguinte) — constitui o capítulo introdutório da história dos surdos.

Porém, antes de iniciarmos essa estranha história, voltemos às observações inteiramente pessoais e "inocentes" de David Wright ("inocentes" porque, como ele próprio ressalta, ele fez questão de evitar qualquer leitura sobre o assunto antes de ter escrito seu próprio livro). Aos oito anos de idade, quando ficou claro que sua surdez era incurável e que, sem medidas especiais, sua fala regrediria, Wright foi mandado para uma escola especial na Inglaterra, uma das implacavelmente dedicadas, mas equivocadas, escolas "orais", que se preocupam sobretudo em fazer os surdos falar como as outras crianças e que causaram muitos danos a indivíduos com surdez pré-linguística desde o princípio. O pequeno David Wright ficou pasmo no primeiro encontro com seus colegas que tinham surdez pré--linguística:[15]

> Às vezes eu tinha aulas junto com Vanessa. Ela foi a primeira criança surda que conheci. [...] Mas mesmo para uma criança de oito anos como eu, seus conhecimentos gerais pareciam estranhamente limitados. Lembro-me de uma aula de geografia que estávamos tendo juntos, quando a srta. Neville perguntou:

"Quem é o rei da Inglaterra?"

Vanessa não sabia; perturbada, ela olhou de esguelha para o livro de geografia, aberto no capítulo sobre a Grã-Bretanha que tínhamos estudado, tentando ler.

"Rei-rei", ela começou.

"Prossiga", ordenou a srta. Neville.

"Eu sei", falei.

"Fique quieto."

"Reino Unido", disse Vanessa.

Caí na risada.

"Você é muito boba", disse a srta. Neville. "Como é que um rei pode chamar-se Reino Unido?"

"Rei Reino Unido", tentou a pobre Vanessa, escarlate.

"Diga a ela, se souber, [David]."

"Rei Jorge V", falei, todo orgulhoso.

"Não é justo! Isso não estava no livro!"

Vanessa tinha toda a razão, evidentemente; o capítulo sobre geografia da Grã-Bretanha não tratava da organização política. A menina não era nada estúpida, mas, tendo nascido surda, adquiriu lenta e penosamente um vocabulário que ainda era demasiado reduzido para lhe permitir ler por diversão e prazer. Em consequência, não havia quase meios pelos quais ela pudesse adquirir a base de informações variadas e temporariamente inúteis que outras crianças adquirem de forma inconsciente nas conversas ou leituras ao acaso. Quase tudo o que Vanessa sabia, alguém lhe ensinara ou ela fora obrigada a aprender. E essa constitui uma diferença fundamental entre as crianças que ouvem e as surdas congênitas — ou constituía, na era pré-eletrônica.

A situação de Vanessa, como se vê, era grave, apesar de sua capacidade inata, e o tipo de ensino e comunicação que lhe foi imposto só conseguiu ajudá-la com grande dificuldade, ou talvez até mesmo tenha perpetuado sua condição. Pois naquela escola progressista, como era considerada, havia uma proibição quase doentiamente feroz, soberba, da língua de sinais — não só da Língua Britânica de Sinais padrão, mas do "jargão de sinais" —, a tosca língua de sinais desenvolvida pelas próprias crianças surdas na escola. E no entanto — isso também foi bem descrito por Wright —, os sinais floresciam na escola, irreprimíveis apesar dos castigos e proibições. Esta foi a primeira visão que o pequeno David Wright teve dos meninos:[16]

> A confusão atordoa os olhos, braços giram qual moinhos de vento num furacão [...] o enfático vocabulário silencioso do corpo — aparência, expressão, postura, relance de olhos; mãos representam sua pantomima. Pandemônio absolutamente arrebatador. [...] Começo a decifrar o que está acontecendo. A aparentemente coribântica agitação de mãos e braços resume-se a uma convenção, um código que até agora nada transmite. De fato, ele é uma espécie de vernáculo. A escola desenvolveu sua própria língua ou jargão específico, embora não verbal. [...] A regra era que todas as comunicações fossem orais. Nosso jargão de sinais, obviamente, era proibido. [...] Mas aquela regra não podia ser imposta sem a presença dos funcionários da escola. O que estou descrevendo não é o modo como falávamos, e sim como conversávamos entre nós quando nenhuma pessoa ouvinte estava presente. Nesses momentos, nosso comportamento e nossa conversa eram muito diferentes. Relaxávamos as inibições, não usávamos máscara.

Assim era Northampton School nas Midlands da Inglaterra quando David Wright lá ingressou como aluno, em 1927. Para ele, uma criança com surdez pós-linguística e uma sólida compreensão da língua, a escola foi, manifestamente, excelente. Para Vanessa, para outras crianças com surdez pré-linguística, uma escola dessas, com seu método inexoravelmente oral, foi um verdadeiro desastre. Mas um século antes, digamos, no American Asylum for the Deaf, inaugurado uma década antes em Hartford, Connecticut, onde havia o livre uso da língua de sinais entre todos os alunos e professores, Vanessa não se veria lamentavelmente incapacitada; poderia ter se tornado uma moça alfabetizada, talvez até mesmo uma literata, como as que se destacaram e escreveram livros na década de 1830.

A situação das pessoas com surdez pré-linguística antes de 1750 era de fato uma calamidade: incapazes de desenvolver a fala, e portanto "mudos", incapazes de comunicar-se livremente até mesmo com seus pais e familiares, restritos a alguns sinais e gestos rudimentares, isolados, exceto nas grandes cidades, até mesmo da comunidade de pessoas com o mesmo problema, privados de alfabetização e instrução, de todo o conhecimento do mundo, forçados a fazer os trabalhos mais desprezíveis, vivendo sozinhos, muitas vezes à beira da miséria, considerados pela lei e pela sociedade como pouco mais do que imbecis — a sorte dos surdos era evidentemente medonha.[17]

Mas o que se evidenciava não era nada em comparação com a destituição íntima — a destituição do conhecimento e do pensamento que a surdez pré-linguística podia acarretar, na ausência de qualquer comunicação ou de medidas reparadoras. O estado deplorável dos surdos despertou a curiosidade e a compaixão dos *philosophes*. Por exemplo, o abade Sicard perguntou:[18]

> Por que a pessoa surda sem instrução é isolada na natureza e incapaz de comunicar-se com os outros homens? Por que ela está reduzida a esse estado de imbecilidade? Será que sua constituição biológica difere da nossa? Será que ela não possui tudo de que precisa para ter sensações, adquirir ideias e combiná-las para fazer tudo o que fazemos? Será que não recebe impressões sensoriais dos objetos como nós recebemos? Não serão essas, como ocorre conosco, a causa das sensações da mente e das ideias que a mente adquire? Por que então a pessoa surda permanece estúpida enquanto nos tornamos inteligentes?

Fazer essa pergunta — nunca antes feita realmente ou com clareza — é dar-se conta da resposta, perceber que a resposta está no uso dos símbolos. Sicard prossegue explicando que, em razão de a pessoa surda não possuir "símbolos para fixar e combinar ideias [...], existe um vácuo absoluto de comunicação entre ela e as outras pessoas". Mas o que era de máxima importância e vinha sendo uma fonte de confusão fundamental desde as declarações de Aristóteles sobre o assunto foi a duradoura e equivocada ideia de que os símbolos tinham de ser falados. Talvez, de fato, essa ideia equivocada, ou preconceito, tão zelosamente acalentada, remonte aos tempos bíblicos: o status sub-humano dos mudos era parte do código mosaico e foi reforçado pela exaltação bíblica da voz e do ouvido como o único e verdadeiro modo como o homem e Deus podiam falar ("No princípio, era o Verbo"). E no entanto, subjugadas pelos trovões mosaicos e aristotélicos, algumas vozes profundas insinuavam que isso não precisava ser assim. Por exemplo, vejamos o comentário de Sócrates no *Crátilo* de Platão que tanto impressionou o jovem abade De l'Epée:

> Se não tivéssemos voz nem língua e ainda assim quiséssemos expressar coisas uns aos outros, não deveríamos, como aqueles que ora são mudos, esforçar-nos para transmitir o que desejássemos dizer com as mãos, a cabeça e outras partes do corpo?

Ou a penetrante, e contudo óbvia, percepção do médico-filósofo Cardano no século XVI:

> É possível dar a um surdo-mudo condições de ouvir pela leitura e de falar pela escrita [...] pois assim como diferentes sons são usados convencionalmente para significar coisas diferentes, também podem ter essa função as diversas figuras de objetos e palavras. [...] Caracteres escritos e ideias podem ser conectados sem a intervenção de sons verdadeiros.

No século XVI, a noção de que a compreensão das ideias não dependia de ouvir palavras era revolucionária.[19]

Porém, não são (geralmente) as ideias dos filósofos que mudam a realidade, e tampouco, inversamente, a prática das pessoas comuns. O que muda a história, o que desencadeia as revoluções, é o encontro dessas duas coisas. Uma mente grandiosa — a do abade De l'Epée — teve de encontrar um uso humilde — a língua de sinais nativa dos surdos pobres que vagavam por Paris — para possibilitar uma transformação significativa. Se perguntarmos por que esse encontro não acontecera antes, a resposta talvez esteja na vocação do abade, que não podia tolerar a ideia de as almas dos surdos-mudos viverem e morrerem sem ser ouvidas em confissão, privadas do Catecismo, das Escrituras, da Palavra de Deus; em parte isso se deveu à humildade do abade — ao fato de ele *ouvir* os surdos — e em parte a uma ideia filosófica e linguística então muito em voga — a da língua universal, como o *speceium* com que sonhava Leibniz.[20] Assim, De l'Epée encarou a língua de sinais não com desprezo, mas com reverência.[21]

> A língua universal que vossos eruditos buscaram em vão e da qual perderam a esperança está aqui; está bem diante de vossos olhos, é a mímica dos surdos pobres. Porque não a conheceis, vós a desprezais, e contudo somente ela vos dará a chave para todas as línguas.

O fato de isso ser um equívoco — pois a língua de sinais não é uma língua universal nesse sentido grandioso, e o nobre sonho de Leibniz foi provavelmente uma quimera — não teve importância, chegou mesmo a ser uma vantagem.[22] Pois o importante foi o abade ter prestado a máxima atenção a seus pupilos, ter aprendido sua língua (o que provavelmente não fora feito antes por nenhum ouvinte). E então, associando sinais a figuras e palavras escritas, o abade ensinou-os a ler; e com isso, de um golpe, deu-lhes o acesso aos conhecimentos e à cultura do mundo. O sistema de sinais "metódicos" de De l'Epée — uma combinação da língua de sinais nativa com a gramática francesa traduzida em sinais — permitia aos alunos surdos escrever o que lhes era dito por meio de um intérprete que se comunicava por sinais, um método tão bem-sucedido que, pela primeira vez, permitiu que alunos surdos comuns lessem e escrevessem em francês e, assim, adquirissem educação. A escola de De l'Epée, fundada em 1755, foi a primeira a obter auxílio público. Ele treinou numerosos professores para os surdos, e estes, na época da morte do abade, em 1789, já haviam criado 21 escolas para surdos na França e na Europa. O futuro da própria escola de De l'Epée pareceu incerto durante o tumulto da revolução, mas em 1791 ela se transformara na National Institution for Deaf-Mutes em Paris, dirigida pelo brilhante gramático Sicard. O livro de De l'Epée, a seu próprio modo tão revolucionário como o de Copérnico, foi publicado pela primeira vez em 1776.

A obra de De l'Epée, um clássico, está disponível em muitas línguas. Mas o que não estava disponível e praticamente se desconhecia eram os igualmente importantes (e, sob certos aspectos, ainda mais fascinantes) textos originais escritos por surdos — os primeiros surdos-mudos que aprenderam a escrever. Harlan Lane e Franklin Philip prestaram um grande serviço ao torná-los disponíveis para nós, com tanta facilidade, em *The deaf experience.* São especialmente tocantes e importantes as "Observations" de Pierre Desloges, de 1779 — o primeiro livro publicado por um surdo —, agora disponível em inglês pela primeira vez. O próprio Desloges, que muito cedo ficou surdo e praticamente sem fala, dá-nos primeiro uma assustadora descrição do mundo, ou não mundo, dos sem-língua.[23]

> No início de minha enfermidade, e enquanto vivi separado de outras pessoas surdas [...] não tive conhecimento da língua de sinais. Eu usava apenas sinais esparsos, isolados e não relacionados. Desconhecia a arte de combiná-los para formar imagens distintas com as quais podemos representar várias ideias, transmiti-las a nossos iguais e conversar em discurso lógico.

Portanto, Desloges, embora fosse obviamente um homem muito talentoso, quase não conseguia ter "ideias" ou participar de um "discurso lógico" *antes* de ter aprendido a língua de sinais (a qual, como normalmente ocorre com os surdos, ele aprendeu com outro surdo, em seu caso um surdo-mudo analfabeto). Desloges, apesar de muito inteligente, esteve intelectualmente incapacitado antes de aprender a língua de sinais — e, nesse caso específico, usando aqui o termo que o neurologista britânico Hughlings-Jackson empregaria um século mais tarde em relação às incapacitações que acompanham a afasia, ele era incapaz de "proposicionar". É útil esclarecer essa observação citando as palavras do próprio Hughlings-Jackson:[24]

> Não falamos ou pensamos apenas com palavras ou sinais, mas com palavras ou sinais que se referem uns aos outros de uma determinada maneira. [...] Sem uma inter-relação adequada de suas partes, uma emissão verbal seria mera sucessão de nomes, um amontoado de palavras que não encerra proposição alguma. [...] A unidade da fala é uma proposição. A perda da fala (afasia) é, portanto, a perda da capacidade de proposicionar [...] não só a perda da capacidade de proposicionar em voz alta (falar), mas de proposicionar interna ou externamente. [...] O paciente sem fala perdeu-a não apenas no sentido popular, de não conseguir expressar-se em voz alta, mas no sentido mais completo. Falamos não apenas para dizer a outras pessoas o que pensamos, mas para dizer a nós mesmos o que pensamos. A fala é uma parte do pensamento.

Foi por isso que afirmei anteriormente que a surdez pré-linguística é potencialmente muito mais devastadora do que a cegueira. Pois ela pode predispor a pessoa, a menos que isso seja prevenido, à condição de ficar praticamente sem língua — e de ser incapaz de "proposicionar" —, o que forçosamente se compara à afasia, um mal no qual o próprio raciocínio pode tornar-se incoerente e paralisado. Os surdos sem língua podem de fato ser *como* imbecis — e de um modo particularmente cruel, pois a inteligência, embora presente e talvez abundante, fica trancada pelo tempo que durar a ausência de uma língua. Assim, o abade Sicard está correto, além de ser poético, quando escreve que a introdução da língua de sinais "abre as portas da [...] inteligência pela primeira vez".

Nada é mais prodigioso, ou mais digno de celebração, do que algo que liberta as capacidades de uma pessoa e lhe permite crescer e pensar, e ninguém louva ou descreve isso com mais fervor e eloquência do que os mudos subitamente libertados como Pierre Desloges:[25]

> A língua [de sinais] que usamos entre nós, sendo uma imagem fiel do objeto expresso, é singularmente apropriada para tornar nossas ideias acuradas e para ampliar nossa compreensão, obrigando-nos a adquirir o hábito da observação e análise constantes. Essa língua é vívida; retrata sentimentos e desenvolve a imaginação. Nenhuma outra língua é mais adequada para transmitir emoções fortes e intensas.

Mas até mesmo De l'Epée ignorava, ou não conseguia crer, que a língua de sinais era completa, capaz de expressar não só cada emoção, mas também cada proposição e de permitir a seus usuários discutir qualquer assunto, concreto ou abstrato, de um modo tão econômico, eficaz e gramatical quanto a língua falada.[26]

Isso, de fato, sempre foi evidente, pelo menos implicitamente, para todos os que têm como primeira língua a língua de sinais, porém sempre foi negado pelos ouvintes e falantes, pessoas que, por mais bem-intencionadas que possam ser, consideram a língua de sinais como algo rudimentar, primitivo, pantomímico, confrangedor. De l'Epée tinha essa ilusão e ela permanece hoje como uma ilusão quase universal dos ouvintes.

Deve-se entender que, pelo contrário, a língua de sinais equipara-se à língua falada, prestando-se igualmente ao rigoroso e ao poético — à análise filosófica e ao namoro e, na verdade, com uma facilidade que às vezes é maior do que a da língua falada. (De fato, se aprendida como primeira língua, a língua de sinais pode ser usada e mantida pelos ouvintes como uma alternativa permanente e por vezes preferida à língua falada.)

O filósofo Condillac, que a princípio considerara as pessoas surdas como "estátuas sensíveis" ou "máquinas ambulantes" incapazes de raciocínio ou de qualquer atividade mental coerente, comparecendo incógnito às aulas de De l'Epée, converteu-se e forneceu o primeiro endosso filosófico ao método do abade e à língua de sinais:[27]

> Com base na linguagem da ação, De l'Epée criou uma arte metódica, simples e fácil com a qual dá a seus pupilos ideias de todo tipo e, ouso dizer, ideias mais precisas do que as que em geral se adquirem com a ajuda da audição. Quando, na infância, somos reduzidos a julgar o significado das palavras a partir das circunstâncias nas quais as ouvimos, ocorre com frequência que apreendemos o significado apenas aproximadamente e nos satisfazemos com essa aproximação durante toda a nossa vida. É diferente no caso dos surdos ensinados por De l'Epée. Este só tem um meio de dar a eles ideias sensoriais: é analisar e fazer com que o pupilo analise junto. Assim, ele os conduz de ideias sensoriais a ideias abstratas; podemos avaliar o quanto a linguagem da ação de De l'Epée é mais vantajosa do que os sons falados por nossas governantas e preceptores.

Em Condillac e no público em geral, que também afluiu às demonstrações de De l'Epée e Sicard, ocorreu uma imensa e generosa mudança de concepção, uma acolhida dos ex-párias na sociedade humana. Esse período que agora se afigura como uma espécie de era dourada na história dos surdos marcou o rápido estabelecimento de escolas para surdos, geralmente mantidas por professores surdos, em todo o mundo civilizado, a emergência dos surdos da obscuridade e da negligência, sua emancipação e aquisição de cidadania e seu rápido surgimento em posições de importância e responsabilidade — escritores surdos, engenheiros surdos, filósofos surdos, intelectuais surdos, antes inconcebíveis, subitamente eram possíveis.

Quando Laurent Clerc (pupilo de Massieu, que por sua vez foi pupilo de Sicard) chegou aos Estados Unidos em 1816, exerceu uma influência imediata e extraordinária, pois os professores americanos até então nunca haviam estado na presença de um surdo-mudo de inteligência e educação notáveis, nunca haviam imaginado alguém assim, nem cogitado sobre as possibilidades adormecidas nos surdos. Com Thomas Gallaudet, Clerc fundou em 1817 o American Asylum for the Deaf, em Hartford.[28] Assim como Paris — professores, *philosophes* e público em geral — comoveu-se, espantou-se, converteu-se com De l'Épée na década de 1770, os Estados Unidos também se converteriam cinquenta anos mais tarde.

O ambiente do Asilo Hartford, e de outras escolas que logo seriam fundadas, marcou-se pelo tipo de entusiasmo e empolgação somente encontrados no início de grandiosas aventuras intelectuais e humanitárias.[29] O êxito imediato e espetacular do Asilo Hartford logo levou à abertura de novas escolas por toda parte onde havia densidade populacional suficiente e, portanto, um número suficiente de alunos surdos. Praticamente todos os professores de surdos (quase todos fluentes na língua de sinais, e muitos deles surdos) passavam por Hartford. O sistema francês de sinais importado por Clerc amalgamou-se logo com as línguas de sinais nativas — os surdos criam línguas de sinais onde quer que haja comunidades de surdos; para eles, esse é o modo de comunicação mais fácil e natural —, formando um híbrido singularmente expressivo e eloquente, a Língua Americana de Sinais (American Sign Language, ASL).[30] Um reforço nativo especial descrito — convincentemente por Nora Ellen Groce em seu livro *Everyone here spoke Sign Language* — foi a contribuição dos surdos da ilha de Martha's Vineyard para o desenvolvimento da ASL. Ali uma significativa minoria da população sofria de surdez hereditária, e a maioria dos habitantes da ilha adotara uma língua de sinais fácil e eficaz. Praticamente todos os surdos de Vineyard foram mandados para o Asilo Hartford nos anos de formação dessa instituição, e ali contribuíram com a força ímpar de sua própria língua para o desenvolvimento da língua nacional.

Tem-se, de fato, uma forte impressão de polinização, de pessoas indo e vindo, levando para Hartford línguas regionais, com todas as suas peculiaridades e seu vigor, e trazendo de volta uma língua cada vez mais aperfeiçoada e generalizada.[31] O aumento da alfabetização e educação entre os surdos foi tão espetacular nos Estados Unidos quanto fora na França, e logo difundiu-se por outras partes do mundo.

Lane calcula que em 1869 havia 550 professores de surdos em todo o mundo e que 41% desses professores nos Estados Unidos eram, eles próprios, surdos. Em 1864, o Congresso aprovou uma lei autorizando a Columbia Institution for the Deaf and the Blind, em Washington, a transformar-se numa faculdade nacional para surdos-mudos, a primeira instituição de ensino superior especificamente para surdos. O primeiro reitor foi Edward Gallaudet — filho de Thomas Gallaudet, que em 1816 levara Clerc para os Estados Unidos. O Gallaudet College, como foi depois rebatizado (atualmente Gallaudet University), continua sendo até hoje a única faculdade de ciências humanas do mundo para alunos surdos — embora existam agora vários programas e institutos para surdos associados a faculdades de áreas técnicas. (Destas, a mais famosa encontra-se no Rochester Institute of Technology, onde há mais de 1500 estudantes surdos que compõem o National Technical Institute for the Deaf.)

O grande impulso na educação e emancipação dos surdos que entre 1770 e 1820 arrebatara a França continuou assim sua trajetória triunfante nos Estados Unidos até 1870 (Clerc, imensamente ativo até o fim, e com uma personalidade carismática, morreu em 1869). E então — e esse é o momento crítico de toda a história — a maré virou, voltou-se contra o uso da língua de sinais pelos surdos e para os surdos, de tal modo que em vinte anos se desfez o trabalho de um século.

De fato, o que estava acontecendo com os surdos e a língua de sinais era parte de um movimento geral (e, para quem preferir, "político") da época: uma tendência à opressão e ao conformismo vitorianos, à intolerância com as minorias e com as práticas das minorias de todos os tipos — religiosas, linguísticas, étnicas. Foi nessa época, por exemplo, que as "pequenas nações" e as "pequenas línguas" do mundo (por exemplo, o País de Gales e o galês) viram-se pressionadas a incorporar-se ou submeter-se.

Especificamente, existira durante dois séculos uma contracorrente, de professores e pais de crianças surdas, com a ideia de que o objetivo da educação dos surdos deveria ser ensiná-los a falar. Já um século antes, De l'Epée encontrara-se em oposição implícita, se não explícita, a Pereire, o maior "oralista" ou "desemudecedor" de seu tempo, que dedicou a vida a ensinar surdos a falar; essa era verdadeiramente uma tarefa que demandava dedicação, pois requeria, para que houvesse alguma esperança de êxito, muitos anos do mais intensivo e árduo treinamento, com um professor trabalhando com um só aluno, ao passo que De l'Epée conseguia educar alunos às centenas. Na década de 1870, uma corrente que fora crescendo por décadas, alimentada, paradoxalmente, pelo imenso sucesso dos asilos de surdos-mudos e suas espetaculares demonstrações da educabilidade dos surdos, irrompeu e tentou eliminar o próprio instrumento do sucesso.

Havia, de fato, verdadeiros dilemas, como sempre houvera, e eles existem até hoje. De que valia, indagava-se, o uso de sinais sem a fala? Isso não restringiria os surdos, na vida cotidiana, ao relacionamento com outros surdos? Não se deveria, em vez disso, ensiná-los a falar (e ler os lábios), permitindo a eles plena integração com a população em geral? A comunicação por sinais não deveria ser proibida, para não interferir na fala?[32]

Mas existe o outro lado da discussão. Se o ensino da fala é árduo e ocupa dezenas de horas por semana, suas vantagens não seriam contrabalançadas por aquelas milhares de horas retiradas da educação geral? O resultado não acabaria sendo um analfabeto funcional que, na melhor das hipóteses, disporia de uma pobre imitação da fala? O que é "melhor", integração ou educação? Seria possível ter os dois, combinando a fala e a língua de sinais? Ou qualquer tentativa de uma combinação assim faria emergir não o melhor, mas o pior de ambos os mundos?

Aparentemente, esses dilemas, esses debates da década de 1870 vieram ganhando força sob a superfície ao longo de todo um século de realizações — realizações que podiam ser vistas, e foram vistas, por muitos como perversas, conducentes ao isolamento e a um povo excluído.

Edward Gallaudet, por sua vez, era um homem de mente aberta que viajara muito pela Europa em fins da década de 1860, visitando escolas de surdos em catorze países. Ele descobriu que a maioria dessas escolas usava tanto a língua de sinais como a fala, e que aquelas que empregavam a língua de sinais tinham resultados tão bons quanto as escolas orais no quesito da articulação da fala, mas obtinham resultados melhores na educação geral. Ele concluiu que a capacidade de articulação, embora muito desejável, não podia ser a base da instrução primária, e que isso tinha de ser conseguido, e rapidamente, por meio da língua de sinais.

Gallaudet foi ponderado, mas outros não. Havia surgido uma profusão de "reformadores" — Samuel Gridley Howe e Horace Mann foram exemplos notórios — que clamavam pela derrubada dos "obsoletos" asilos que adotavam a língua de sinais e pela introdução de escolas oralistas "progressistas". A Clarke School for the Deaf, em Northampton, Massachusetts, foi a primeira dessas escolas, inaugurada em 1867. (Ela foi o modelo e a inspiração da Northampton School, na Inglaterra, fundada pelo reverendo Thomas Arnold no ano seguinte.) Mas o mais importante e poderoso dos representantes "oralistas" foi Alexander Graham Bell, que, por um lado, herdou uma tradição familiar de ensinar elocução e corrigir os impedimentos da fala (seu pai e seu avô destacaram-se nessa área), estando preso a uma estranha mistura familiar de surdez negada (sua mãe e sua esposa eram surdas, mas nunca admitiram isso), e, por outro, naturalmente, foi por si só um gênio tecnológico. Quando Bell jogou todo o peso de sua imensa autoridade e prestígio na defesa do ensino oral para os surdos, a balança finalmente pendeu, e no célebre Congresso Internacional de Educadores de Surdos, realizado em 1880 em Milão, no qual os próprios professores surdos foram excluídos da votação, o oralismo saiu vencedor e o uso da língua de sinais nas escolas foi "oficialmente" abolido.[33] Os alunos surdos foram proibidos de usar sua própria língua "natural" e, dali por diante, forçados a aprender, o melhor que pudessem, a (para eles) "artificial" língua falada. E talvez isso seja condizente com o espírito da época, seu arrogante senso da ciência como poder, de comandar a natureza e nunca se dobrar a ela.

Uma das consequências disso foi que a partir de então professores ouvintes, e não professores surdos, tiveram de ensinar os alunos surdos. A proporção de professores surdos, que em 1850 beirava os 50%, diminuiu para 25% na virada do século e para 12% em 1960. Cada vez mais, o inglês tornou-se a língua para a instrução de alunos surdos, ensinado por professores ouvintes, dos quais uma parcela cada vez menor conhecia algo da língua de sinais — a situação descrita por David Wright em sua escola na década de 1920.

Nada disso teria importância se o oralismo funcionasse. Mas o efeito, infelizmente, foi contrário ao desejado — pagou-se um preço intolerável pela aquisição da fala. Os alunos surdos da década de 1850 que haviam passado pelo Asilo Hartford ou por outras escolas desse tipo tinham um alto nível de alfabetização e instrução — plenamente equiparável ao de seus equivalentes ouvintes. Hoje em dia, ocorre o inverso. O oralismo e a supressão da língua de sinais acarretaram uma deterioração marcante no aproveitamento educacional das crianças surdas e na instrução dos surdos em geral.[34]

Esses fatos desoladores são do conhecimento de todos os

professores de surdos, como quer que devam ser interpretados. Hans Furth, psicólogo cujo trabalho é voltado para a cognição dos surdos, afirma que estes se saem tão bem quanto os ouvintes em tarefas que medem a inteligência sem a necessidade de informações adquiridas.[35] Furth explica que os surdos congênitos sofrem de "privação de informações". Várias são as razões disso. Primeiro, eles são menos expostos ao aprendizado "incidental" que se dá fora da escola — por exemplo, àquele burburinho de conversas que constitui o pano de fundo da vida cotidiana, à televisão quando não legendada etc. Segundo, o conteúdo da educação dos surdos é pobre em comparação ao das crianças ouvintes: gasta-se tanto tempo ensinando as crianças surdas a falar — deve-se prever entre cinco e oito anos de ensino individual intensivo — que sobra pouco para transmitir informações, cultura, habilidades complexas ou qualquer outra coisa.

Apesar disso, o desejo de conseguir que os surdos falassem, a insistência em que falassem — e, desde o princípio, as singulares superstições que sempre se acumulam em torno do uso da língua de sinais —, sem mencionar o enorme investimento em escolas orais, permitiram que se chegasse a essa situação deplorável, praticamente despercebida — exceto pelos surdos, que, eles próprios despercebidos, pouca influência tiveram sobre a questão. E foi só na década de 1960 que historiadores e psicólogos, bem como pais e professores de crianças surdas, começaram a indagar: "O que aconteceu? O que *está* acontecendo?". Foi só nos anos 1960 e início dos anos 1970 que essa situação chegou ao grande público, na forma de novelas como *In this sign*, de Joanne Greensberg (1970) e, mais recentemente, a eloquente peça (e filme) *Children of a lesser God*, de Mark Medoff.[36]

Existe a percepção de que algo tem de ser feito. Mas o quê? Como se poderia esperar, existe a sedução do meio-termo — de que um sistema "combinado", que combinasse sinais e fala, venha permitir aos surdos tornarem-se versados em ambas as línguas. Sugere-se outro meio-termo que encerra uma grave confusão: uma língua intermediária entre o inglês e a língua de sinais (ou seja, um inglês em sinais). Essa categoria de confusão remonta a muito tempo atrás — à época dos "Sinais Metódicos" concebidos por De l'Epée, os quais eram uma tentativa de criar um meio-termo entre o francês e a língua de sinais. Mas as verdadeiras línguas de sinais são, de fato, completas em si mesmas: sua sintaxe, gramática e semântica são completas, possuindo, porém, um caráter diferente do de qualquer língua falada ou escrita. Assim, não é possível transliterar uma língua falada para a língua de sinais palavra por palavra ou frase por frase — suas estruturas são essencialmente diferentes. Com frequência imagina-se, vagamente, que a língua de sinais *é* o inglês ou o francês. Ela não é nada disso; é, ela própria, a língua de sinais. Assim, o "inglês em sinais", hoje preconizado como um meio-termo, é desnecessário, pois não é preciso nenhuma pseudolíngua intermediária. E, no entanto, os surdos são forçados a aprender esses sinais não pelas ideias e ações que desejam expressar, mas pelos sons fonéticos em inglês que eles não podem ouvir.

Mesmo hoje em dia, o uso do inglês em sinais, em uma forma ou outra, ainda é preferido ao uso da ASL. A maioria das aulas para surdos, quando emprega sinais, serve-se do inglês em sinais; a maior parte dos professores de surdos, quando sabem algo da língua de sinais, conhecem o inglês em sinais e não a ASL; e os pequenos camafeus que aparecem na tela da televisão usam o inglês em sinais, e não a ASL. Assim, um século depois da conferência de Milão, os surdos continuam em grande medida privados de sua própria língua nativa.

Porém — o que é mais importante —, o que dizer do sistema combinado pelo qual os alunos aprendem não só a língua de sinais, mas também a leitura labial e a fala? Talvez esse seja viável, se a educação levar em consideração quais capacidades são mais bem desenvolvidas nas diferentes fases do crescimento. O aspecto essencial é: as pessoas profundamente surdas não mostram em absoluto nenhuma inclinação inata para falar. Falar é uma habilidade que tem de ser ensinada a elas, e constitui um trabalho de anos. Por outro lado, elas demonstram uma inclinação imediata e acentuada para a língua de sinais que, sendo uma língua visual, é para essas pessoas totalmente acessível. Isso se evidencia mais nas crianças surdas filhas de pais surdos que usam a língua de sinais, as quais executam seus primeiros sinais aproximadamente aos seis meses de vida e adquirem uma fluência considerável expressando-se por sinais com a idade de quinze meses.[37]

A língua deve ser introduzida e adquirida o mais cedo possível, senão seu desenvolvimento pode ser permanentemente retardado e prejudicado, com todos os problemas ligados à capacidade de "proposicionar" mencionados por Hughlings-Jackson. No caso dos profundamente surdos, isso só pode ser feito por meio da língua de sinais. Portanto, a surdez deve ser diagnosticada o mais cedo possível.[38] As crianças surdas precisam ser postas em contato primeiro com pessoas fluentes na língua de sinais, sejam seus pais, professores ou outros. Assim que a comunicação por sinais for aprendida — e ela pode ser fluente aos três anos de idade —, tudo então pode decorrer: livre intercurso de pensamento, livre fluxo de informações, aprendizado da leitura e escrita e, talvez, da fala. Não há indícios de que o uso de uma língua de sinais iniba a aquisição da fala. De fato, provavelmente ocorre o inverso.

Os surdos, sempre e em toda parte, foram vistos como "deficientes" ou "inferiores"? Terão sempre sido alvo, deverão sempre ser alvo de discriminação e isolamento? É possível imaginar sua situação de outro modo? Que bom seria se houvesse um mundo onde ser surdo não importasse e no qual todos os surdos pudessem desfrutar uma total satisfação e integração! Um mundo no qual eles nem mesmo fossem vistos como "deficientes" ou "surdos".[39]

Mundos como esse existem, sim, e existiram no passado, e um mundo desse tipo foi descrito no belo e fascinante livro de Nora Ellen Groce, *Everyone here spoke Sign Language*: *hereditary deafness on Martha's Vineyard*. Devido a uma mutação, um gene recessivo posto em ação pela endogamia, uma forma de surdez hereditária vingou por 250 anos na ilha de Martha's Vineyard, Massachusetts, a partir da chegada dos primeiros colonizadores surdos na década de 1690. Em meados do século XIX, quase não havia famílias na porção norte da ilha que não fossem afetadas e, em alguns povoados (Chilmark, West Tisbury), a incidência de surdez aumentara para uma em cada quatro pessoas. Em resposta a essa situação, toda a comunidade aprendeu a língua de sinais, havendo livre comunicação entre ouvintes e surdos. De fato, estes quase nunca eram vistos como "surdos", e certamente não eram considerados de modo algum "deficientes".[40]

Nas surpreendentes entrevistas gravadas por Groce, os habitantes mais antigos da ilha falavam minuciosamente, em tom vívido e afetuoso, sobre velhos familiares, vizinhos e amigos, em geral nem sequer mencionando que eram surdos. E só quando essa pergunta específica era feita havia uma pausa, e então, "Agora que você mencionou, sim, Ebenezer *era* surdo e mudo". Mas a surdo-mudez de Ebenezer nunca o isolara, quase nunca tinha sido notada como tal: ele fora considerado, era lembrado simplesmente como "Ebenezer" — o amigo, o vizinho, o pescador do barco a remo e não como algum surdo-mudo específico, deficiente, excluído. Os surdos de Martha's Vineyard amavam, casavam, ganhavam a vida, trabalhavam, pensavam, escreviam como todo mundo — não se diferenciavam em nenhum aspecto, exceto por serem, de um modo geral, mais instruídos do que seus vizinhos, pois praticamente todos os surdos da ilha iam estudar no Asilo Hartford — sendo com frequência vistos como os mais sagazes da comunidade.[41]

Curiosamente, mesmo depois de o último ilhéu surdo ter morrido, em 1952, os habitantes ouvintes tenderam a preservar a língua de sinais entre si, não meramente para ocasiões especiais (contar piadas sujas, conversar na igreja, comunicar-se de um barco para outro etc.), mas de um modo geral. Passavam involuntariamente para essa linguagem, às vezes no meio de uma sentença, porque a língua de sinais é "natural" para todos os que a aprendem (como primeira língua), e possui beleza e excelência intrínsecas às vezes superiores às da fala.[42]

O livro de Groce tocou-me tanto que, no momento em que o terminei, corri para o carro, levando apenas a escova de dentes, um gravador e uma câmera — eu tinha de ver aquela ilha encantada com meus próprios olhos. Constatei que alguns dos habitantes mais velhos ainda preservavam a língua de sinais e sentiam prazer em usá-la entre si. Meu primeiro testemunho desse fato foi verdadeiramente inesquecível. Fui de carro até o velho armazém de West Tisbury, num domingo de manhã, e vi meia dúzia de pessoas idosas batendo papo na varanda. Pareciam velhinhos comuns, vizinhos antigos proseando — até que de repente, de um modo muito surpreendente, todos passaram a usar a língua de sinais. Comunicaram-se assim por um minuto, riram e depois retomaram a conversa falada. Naquele momento eu soube que tinha ido ao lugar certo. E, conversando com uma das pessoas mais velhas do local, descobri outra coisa, muitíssimo interessante. Aquela senhora, na casa dos noventa mas esperta como só ela, às vezes mergulhava num sereno devaneio. Quando isso acontecia, poderia parecer que ela estava tricotando, com as mãos fazendo movimentos complexos e constantes. Mas sua filha, também usuária da língua de sinais, disse-me que a mãe não estava tricotando, e sim conversando consigo mesma, na língua de sinais. E mesmo dormindo, fui informado ainda, aquela senhora às vezes esboçava sinais fragmentários nas cobertas — estava sonhando na língua de sinais. Fenômenos como esses não podem ser vistos como meramente sociais. É evidente que, se uma pessoa aprendeu a língua de sinais como primeira língua, seu cérebro/mente a fixará, e a usará, pelo resto da vida, ainda que a audição e a fala sejam plenamente disponíveis e perfeitas. A língua de sinais, convenci-me então, era uma língua fundamental do cérebro.

2

Comecei a interessar-me pelos surdos — sua história, suas dificuldades, sua língua, sua cultura — quando recebi os livros de Harlan Lane para fazer a crítica. Em especial, obcecaram-me as descrições de pessoas surdas isoladas que não haviam conseguido aprender nenhuma língua: suas evidentes incapacidades intelectuais e, tão grave quanto isso, os reveses no desenvolvimento emocional e social que podiam vitimá-las na ausência de uma língua ou comunicação autêntica. O que é necessário, eu me perguntava, para nos tornarmos seres humanos completos? O que denominamos nossa humanidade dependerá parcialmente da linguagem? O que acontece conosco se não aprendermos língua alguma? A linguagem desenvolve-se de um modo espontâneo e natural ou requer contato com outros seres humanos?

Um modo — um modo dramático — de investigar esses temas é examinar seres humanos privados da língua; e a privação da língua, na forma da afasia, tem sido uma preocupação fundamental dos neurologistas desde a década de 1860: Hughlings-Jackson, Head, Goldstein, Luria, todos eles escreveram profusamente sobre a afasia — e Freud também escreveu uma monografia na década de 1890. Mas afasia é a privação da língua (devido a um derrame ou outro acidente cerebral) na mente já formada, num indivíduo completo. Pode-se afirmar que a língua, nesse caso, já fez seu trabalho (se ela tiver um trabalho a fazer) na formação da mente e do caráter. Para investigar o papel fundamental da língua, é preciso estudar não apenas sua perda depois de ter se desenvolvido, mas uma ausência de desenvolvimento da linguagem.

Descobri, porém, que é difícil imaginar esse tipo de coisa:

eu tinha pacientes que haviam perdido a língua, pacientes com afasia, mas não conseguia imaginar como seria não ter jamais aprendido uma língua.

Dois anos atrás, na Braefield School for the Deaf, conheci Joseph, um menino de onze anos que acabara de ingressar na escola pela primeira vez — uma criança de onze anos sem língua de espécie alguma. Joseph nascera surdo, mas isso só fora percebido em seu quarto ano de vida.[1] O fato de ele não falar, ou não entender o que se falava na idade normal, foi atribuído a "retardo", depois a "autismo", e esses diagnósticos o perseguiram. Quando sua surdez finalmente se evidenciou, além de "surdo-mudo" julgaram-no idiota, e nunca houve um verdadeiro empenho em ensinar-lhe uma língua.

Joseph ansiava por comunicar-se, mas não conseguia. Não sabia falar, escrever, nem usar a língua de sinais, e só podia servir-se de gestos e pantomima, além de uma notável habilidade para desenhar. Eu me perguntava sempre: o que teria acontecido com ele? O que se passa em seu íntimo, como foi que ele chegou a essa situação? Ele parecia vivo e animado, mas imensamente desconcertado: seus olhos eram atraídos pelas bocas que falavam e pelas mãos que gesticulavam — dardejavam de nossas bocas para nossas mãos, inquisitivos, incompreensivos e, parecia-me, anelantes. Ele percebia que alguma coisa estava "acontecendo" entre nós, mas não conseguia entender o que era — até então, não tinha quase noção alguma da comunicação simbólica, do que era ter um meio de troca simbólico, permutar pensamentos.

Anteriormente privado de oportunidades — pois ele nunca fora exposto à língua de sinais — e prejudicado em sua motivação e estado de espírito (sobretudo no que se refere ao prazer que a brincadeira e a linguagem deveriam proporcionar), Joseph estava então apenas começando a aprender um pouquinho da língua de sinais, começando a ter alguma comunicação com os outros. Isso manifestamente o deleitava; ele queria ficar na escola o dia inteiro, a noite inteira, o fim de semana inteiro, o tempo todo. Dava muita pena ver sua aflição ao sair da escola, pois ir para casa, para ele, significava voltar ao silêncio, retornar a um vácuo de comunicação sem esperanças, onde ele não podia conversar, comunicar-se com os pais, vizinhos, amigos; significava ser deixado de lado, tornar-se novamente um ninguém.

Isso era muito pungente, extraordinário — sem nenhum paralelo exato em minha experiência. Lembrava-me um pouco uma criancinha de dois anos vacilando a um passo da língua — mas Joseph tinha onze anos, era, na maioria dos outros aspectos, um menino de onze anos. Lembrava-me um pouco um animal não verbal, mas nenhum animal jamais transmitiu o sentimento de anseio pela língua como fazia Joseph. Hughlings-Jackson, recordei-me, certa vez comparou os afásicos aos cães — mas os cães parecem completos e satisfeitos em sua ausência de língua, enquanto os afásicos evidenciam um torturante senso de perda. E Joseph também evidenciava: ele tinha, sem dúvida, uma noção angustiante de que algo estava faltando, uma noção de sua incapacidade e deficiência. Fazia-me pensar em crianças selvagens, crianças não domesticadas, embora ele obviamente não fosse "selvagem", mas uma criatura da nossa civilização e hábitos — uma criatura que estava, não obstante, radicalmente isolada.

Joseph era incapaz, por exemplo, de contar como passara o fim de semana — de fato, não era possível perguntar a ele, mesmo na língua de sinais: ele não era capaz nem ao menos de entender a *ideia* de uma pergunta, muito menos de formular uma resposta. Não era apenas a língua que estava faltando: inexistia, estava patente, um claro senso do passado, de "um dia atrás" como algo distinto de "um ano atrás". Havia uma estranha ausência de um senso histórico, a sensação de uma vida que não possuía dimensão autobiográfica e histórica, a sensação de uma vida que só existia naquele momento, no presente.

Sua inteligência visual — a habilidade de resolver quebra-cabeças e problemas visuais — era boa, contrastando radicalmente com suas imensas dificuldades com os problemas de base verbal. Ele sabia desenhar, e gostava dessa atividade: fazia bons esboços do quarto, apreciava desenhar pessoas; "entendia" desenhos animados, "entendia" conceitos visuais. Foi isso, sobretudo, que me transmitiu a sensação de inteligência, mas de uma inteligência em grande medida limitada ao visual. Ele "aprendeu" o jogo da velha e logo se tornou habilidoso; eu tinha a impressão de que ele seria capaz de aprender prontamente a jogar damas ou xadrez.

Joseph via, distinguia, categorizava, usava; não tinha problemas com a categorização ou generalização *perceptiva*, mas, ao que parecia, não conseguia ir muito além disso, ter em mente ideias abstratas, refletir, brincar, planejar. Ele parecia totalmente exato — incapaz de julgar imagens, hipóteses ou possibilidades, incapaz de entrar numa esfera imaginativa ou figurativa. E no entanto, apesar disso, tinha-se a sensação de que ele possuía uma inteligência normal, a despeito dessas patentes limitações do funcionamento intelectual. Não é que lhe faltasse uma mente; o que acontecia é que ele não estava *usando sua mente por completo*.

Está claro que o pensamento e a linguagem possuem origens (biológicas) absolutamente separadas; que examinamos, mapeamos o mundo e reagimos a ele muito antes de aprender uma língua; e que existe uma enorme esfera de pensamento — nos animais ou nos bebês — muito antes da emergência da língua. (Ninguém examinou esse aspecto de maneira mais primorosa do que Piaget, mas ele é óbvio para todo pai e toda mãe — ou para quem tem um animal de estimação.) Um ser humano não é desprovido de mente ou mentalmente deficiente sem uma língua, porém está gravemente restrito no alcance de seus pensamentos, confinado, de fato, a um mundo imediato, pequeno.[2]

Para Joseph, o início de uma comunicação, de uma língua, começara naquele período, e ele estava tremendamente excitado com isso. A escola descobrira que não era apenas de uma instrução formal que ele precisava, mas de brincar com a língua, de jogos de linguagem, como uma criancinha aprendendo a língua pela primeira vez. Com isso, esperava-se, ele talvez começasse a adquirir a língua e o pensamento conceitual, a adquiri-la no *ato* da brincadeira intelectual. Lembrei-me dos gêmeos descritos por Luria, que em certo sentido haviam sido muito "retardados" porque seu uso da língua era péssimo, apresentando, depois de adquiri-la, um progresso imensurável.[3] Seria isso possível também para Joseph?

A própria palavra "infante" sugere o significado de incapaz de falar, e há muitos indícios de que a aquisição da língua assinala um desenvolvimento absoluto e qualitativo na natureza humana. Embora fosse um menino de onze anos bem desenvolvido, ativo e inteligente, Joseph nesse sentido ainda era um infante — privado do poder, do mundo a que a língua dá acesso. Nas palavras de Joseph Church:[4]

> A língua possibilita novas orientações e novas possibilidades de aprendizado e ação, dominando e transformando as experiências pré-verbais. [...] A linguagem não é apenas uma função entre muitas [...] mas uma característica muito difusa do indivíduo, a tal ponto que ele se torna um organismo verbal (cujas experiências, ações e concepções agora alteram-se segundo uma experiência verbalizada ou simbólica).
>
> A língua transforma a experiência. [...] Por meio da língua [...] podemos iniciar a criança numa esfera puramente simbólica de passado e futuro, de lugares remotos, de relações ideais, de eventos hipotéticos, de literatura imaginativa, de entidades imaginárias que vão de lobisomens a mésons-pi. [...]
>
> Ao mesmo tempo, o aprendizado da língua transforma o indivíduo de tal modo que ele é capaz de fazer coisas novas para si mesmo ou coisas antigas de maneiras novas. A língua permite-nos lidar com coisas à distância, agir sobre elas sem manuseá-las fisicamente. Primeiro, podemos agir sobre outras pessoas, ou sobre objetos por meio de pessoas. [...] Segundo, podemos manipular símbolos de modos que seriam impossíveis com as coisas que eles representam e, assim, chegar a versões inusitadas e criativas da realidade.

> [...] Podemos reorganizar verbalmente situações que, em si mesmas, resistiriam à reorganização [...] podemos isolar características que, na realidade, não podem ser isoladas [...] podemos justapor objetos e eventos muito separados no tempo e no espaço [...] podemos, se quisermos, simbolicamente virar do avesso o universo.

Nós podemos fazer isso, mas Joseph não podia. Ele não era capaz de atingir aquele plano simbólico que é o direito inato do ser humano a partir da mais tenra infância. Como um animal ou um bebê, ele parecia preso ao presente, confinado à percepção exata e imediata, embora uma consciência que nenhum bebê pode ter o fizesse perceber isso.[5]

Comecei a pensar a respeito de outras pessoas surdas que haviam chegado à adolescência, ou talvez à idade adulta, sem ter aprendido uma língua, de qualquer tipo que fosse. Indivíduos assim haviam existido, em número considerável, no século XVIII: Jean Massieu foi um dos mais famosos. Sem conhecer língua de espécie alguma até quase os catorze anos, ele tornou-se então pupilo do abade Sicard e obteve um êxito espetacular, tornando-se eloquente tanto na língua de sinais quanto no francês escrito. O próprio Massieu escreveu uma breve autobiografia, enquanto Sicard produziu um livro inteiro sobre ele, discorrendo sobre como era possível "liberar" os sem-língua para uma nova forma de ser.[6] Massieu descreveu o modo como crescera numa fazenda com oito irmãos e irmãs, dos quais cinco eram, como ele, surdos congênitos:

> Até os treze anos e nove meses, permaneci em casa sem receber educação de espécie alguma. Eu era totalmente analfabeto. Expressava minhas ideias com sinais e gestos manuais [...] os sinais que eu usava a fim de expressar minhas ideias para minha família eram muito diferentes dos sinais dos surdos-mudos instruídos. As pessoas estra-

nhas não nos compreendiam quando expressávamos nossas ideias com sinais, mas os vizinhos, sim. [...] As crianças de minha idade não queriam brincar comigo, desprezavam-me, eu era como um cão. Passava o tempo sozinho, brincando de pião, com um bastão e uma bola ou andando com pernas de pau.

Não está perfeitamente claro como seria a mente de Massieu, dada a ausência de uma língua genuína (embora com certeza houvesse bastante comunicação de um tipo primitivo, usando os "sinais nativos" que ele e seus irmãos surdos haviam criado, os quais constituíam um sistema gestual complexo, mas quase sem gramática).[7] Massieu relata:

Eu via bois, cavalos, burros, porcos, cães, gatos, verduras, casas, campos, vinhas e, depois de ver todas essas coisas, recordava-me bem delas.

Ele também tinha uma noção de números, embora não dispusesse de nomes para eles:

Antes de minha educação eu não sabia como contar; meus dedos ensinaram-me. Eu não conhecia os números; contava nos dedos e, quando a contagem ultrapassava dez, fazia marcas num pedaço de pau.

E ele nos relata, de modo muito comovente, o quanto invejava as outras crianças que iam para a escola; ele pegava livros, mas não entendia coisa alguma do que havia neles; tentava copiar as letras do alfabeto com uma pena de escrever, sabendo que elas deviam possuir algum estranho poder, mas era incapaz de atribuir a elas algum significado.

A descrição feita por Sicard da educação de Massieu é fascinante. Sicard descobriu (como eu observara em Joseph) que o menino tinha boa percepção visual; começou a desenhar figuras de objetos e pediu a Massieu que fizesse o mesmo. Depois, para iniciar Massieu na língua, Sicard escreveu os nomes dos objetos em seus desenhos. A princípio, seu pupilo "ficou absolutamente confuso. Ele não tinha ideia de que linhas que não pareciam retratar coisa alguma podiam funcionar como uma imagem para objetos e representá-los com tanta precisão e rapidez". E então, muito subitamente, Massieu *entendeu*, entendeu a ideia de uma representação abstrata e simbólica: "Naquele momento [ele] percebeu toda a vantagem e a dificuldade de escrever [...] [e] dali por diante, os desenhos foram abolidos, nós os substituímos pela escrita".

Assim que Massieu percebeu que um objeto, ou uma imagem, podia ser representado por um *nome*, surgiu nele um apetite enorme e arrebatador por nomes. Sicard nos deixou descrições fascinantes de como os dois faziam caminhadas juntos, com Massieu exigindo e anotando os nomes de tudo:

> Fomos a um pomar para nomear todas as frutas. Entramos em bosques para distinguir o carvalho do olmo [...] o salgueiro do álamo, por fim todos os outros habitantes. [...] Ele não tinha blocos e lápis suficientes para todos os nomes com que enchi seu dicionário, e sua alma parecia expandir-se e crescer com aquelas inúmeras denominações. [...] As visitas de Massieu eram as de um proprietário de terras vendo seus ricos domínios pela primeira vez.

Com a aquisição de nomes, de palavras para tudo, percebeu Sicard, ocorreu uma mudança radical na relação de Massieu com o mundo — ele se tornara como Adão: "Aquele recém-chegado à Terra era como um estranho na propriedade que lhe pertencia, que lhe estava sendo devolvida à medida que ele aprendia seus nomes".

Podemos nos perguntar por que Massieu exigia aprender todos aqueles nomes ou por que o mesmo fez Adão, muito embora estivesse sozinho naquele momento. Por que nomear as coisas proporcionava tanto prazer a Massieu, fazendo com que sua alma se expandisse e crescesse? Como os nomes alteravam a relação de Massieu com as coisas anteriormente sem nome, de modo que agora ele sentia que as possuía, que elas se tinham tornado seu "domínio"? *Para que* serve nomear? Seguramente, há nisso alguma relação com o poder primordial das palavras para definir, para enumerar, para permitir o controle e a manipulação, para passar da esfera dos objetos e imagens ao mundo dos conceitos e nomes. Um desenho de um carvalho retrata uma árvore específica, mas o nome "carvalho" denota toda a classe dos carvalhos, uma entidade geral — a "qualidade de carvalho" que se aplica a todos os carvalhos. Portanto, para Massieu, nomear enquanto caminhava pelo bosque foi sua primeira compreensão de um poder generalizante capaz de transformar o mundo inteiro; dessa maneira, aos catorze anos, ele ingressou na condição humana, pôde perceber o mundo como um lar, como seu "domínio", de um modo como nunca antes havia percebido.[8]

L. S. Vygotsky escreve:[9]

> Uma palavra não se refere a um único objeto, mas a um grupo ou classe de objetos. Cada palavra, portanto, já é uma generalização. A generalização é um ato verbal de pensamento e reflete a realidade de um modo bem diferente do refletido pela sensação e pela percepção.

Vygotsky prossegue discorrendo sobre o "salto dialético" entre sensação e pensamento, um salto que requer a conquista de uma "reflexão *generalizada* sobre a realidade, que é também a essência do significado das palavras".[10]

Portanto, para Massieu, substantivos, nomes próprios, termos nominais vinham primeiro. Adjetivos qualificativos eram necessários, porém apresentavam problemas.

> Massieu não esperou pelos adjetivos, fazendo uso dos nomes de objetos nos quais via a qualidade proeminente que ele desejava atribuir a outro objeto. [...] Para expressar a velocidade de um de seus colegas numa corrida, ele disse

"Albert é pássaro"; para exprimir força, afirmou "Paul é leão"; para brandura, comentou "Deslyons é cordeiro".

A princípio, Sicard permitiu e incentivou essa atitude, e depois, "com relutância", passou a substituir os termos de Massieu por adjetivos ("carneiro" por "brando", "rola" por "delicado"), acrescentando: "Consolei-o pelos bens que eu lhe havia roubado [...] [explicando] que as palavras adicionais que eu lhe estava fornecendo eram [equivalentes] àquelas que eu exigia que ele abandonasse".[11]

Os pronomes também apresentaram problemas específicos. "Ele" a princípio foi confundido com um nome próprio, "eu" e "você" eram permutados (como costumam fazer as crianças bem pequenas), mas finalmente acabaram por ser compreendidos. As proposições originaram dificuldades especiais, porém, uma vez entendidas, foram aproveitadas com uma força explosiva, de modo que Massieu viu-se subitamente capaz de "proposicionar" (no termo de Hughlings-Jackson). As abstrações geométricas — constructos invisíveis — foram as mais difíceis de todas. Massieu mostrou facilidade para juntar os objetos quadrados, mas foi uma vitória inteiramente diferente compreender a qualidade de "quadrado" como um constructo geométrico, perceber a *ideia* de um quadrado.[12] Isso, em particular, entusiasmou Sicard: "A abstração foi atingida! Mais um passo! Massieu entende abstrações!", exultou Sicard. "Ele é uma criatura humana."

Vários meses depois de conhecer Joseph, aconteceu-me de reler a história de *Kaspar Hauser*, cujo subtítulo é "História de um indivíduo mantido num calabouço, isolado de toda comunicação com o mundo desde a tenra infância até aproximadamente dezessete anos de idade".[13] Embora a situação de Kaspar fosse muito mais bizarra e extrema, ele me lembrava Joseph em certos aspectos. Kaspar, um rapaz de mais ou menos dezesseis anos, foi descoberto certo dia em 1828, vagando aos tropeções por uma rua de Nuremberg. Levava consigo uma carta relatando parte de sua estranha história: como fora dado por sua mãe, aos seis meses de vida — ela não tinha dinheiro algum, e seu marido estava morto —, para um trabalhador diarista pai de dez filhos. Por motivos que nunca ficaram claros, esse pai adotivo confinou Kaspar num porão, acorrentado, sentado sem poder erguer-se, privado de comunicação ou contato humano por mais de doze anos. Quando era preciso fazer a higiene corporal de Kaspar ou trocar suas roupas, seu pai-carcereiro punha ópio em sua comida e fazia o que fosse necessário enquanto Kaspar estava inconsciente em seu sono narcotizado.

Quando ele "veio para o mundo" (essa expressão foi usada frequentemente por Kaspar para "designar sua primeira aparição em Nuremberg e seu primeiro despertar para a consciência da vida mental"), aprendeu depressa que "existiam homens e outras criaturas", e com uma rapidez razoável — demorou alguns meses — ele começou a aprender a língua. Esse despertar para o contato humano, esse despertar para o mundo dos significados compartilhados, da língua, levou a um súbito e brilhante despertar de toda a sua mente e sua alma. Aconteceu uma tremenda expansão e florescimento de capacidades mentais — tudo excitava sua admiração e prazer, havia uma curiosidade ilimitada e um interesse abrasador por tudo, um "caso de amor com o mundo". (Um renascimento assim, um nascimento psicológico, como ressalta Leonard Shengold, nada mais é do que uma forma especial, exagerada, quase explosiva do que ocorre normalmente no terceiro ano de vida, com a descoberta e a emergência da língua.)[14] Kaspar demonstrou, de início, uma prodigiosa capacidade de percepção e memória, mas a percepção e a memória eram exclusivamente para coisas específicas — ele parecia ao mesmo tempo brilhante e incapaz de pensamento abstrato. No entanto, ao aprender a língua, ele adquiriu a capacidade de generalizar e, com isso, passou de um mundo de inúmeras coisas específicas sem conexão para um mundo relacionado, inteligível e inteligente.

Essa explosão súbita e exuberante da língua e da inteligência é essencialmente semelhante ao que ocorreu com Massieu — é o que acontece com a mente e a alma se tiverem sido aprisionadas (sem terem sido destruídas por completo) desde o início da vida e as portas da prisão forem abertas de repente.[15]

Casos como o de Massieu devem ter sido muito mais comuns no século XVIII, quando não havia educação escolar compulsória, mas até hoje ainda ocorrem ocasionalmente, em especial, talvez, nos meios rurais isolados ou se a criança tiver sido internada desde muito cedo em alguma instituição devido a um diagnóstico errôneo.[16]

De fato, em novembro de 1987 recebi uma carta extraordinária de Susan Schaller, intérprete da língua de sinais e acadêmica de San Francisco.[17]

> Atualmente [escreveu Schaller] estou escrevendo um relato sobre a bem-sucedida aquisição da primeira língua num homem de 27 anos com surdez pré-linguística. Ele nasceu surdo e nunca tinha sido exposto a nenhuma língua, inclusive a língua de sinais. Meu aluno, que jamais se comunicara com outro ser humano durante 27 anos (exceto por expressões concretas e funcionais via mímica), espantosamente sobreviveu à sua vida de "confinamento solitário" sem a desintegração de sua personalidade.

Ildefonso nasceu numa propriedade agrícola no Sul do México; ele e um irmão natissurdo eram os únicos membros surdos de sua família e comunidade, e nunca tiveram instrução escolar nem contato algum com a língua de sinais. Era trabalhador migrante em estabelecimentos agrícolas, entrando e saindo dos Estados Unidos junto com diversos parentes. Embora fosse de boa índole, ele vivia essencialmente isolado, pois era, na prática, incapaz de comunicar-se com outro ser humano (exceto por meio de gestos). Quando foi examinado por Schaller pela primeira vez, ele parecia alerta e vivo, mas receoso e confuso, e com uma espécie de anseio e busca — um tanto semelhante ao que eu vira em Joseph. Como este, Ildefonso era muito observador ("ele observa tudo e todos") —, porém, por assim dizer, observava de fora, fascinado mas não integrado com o mundo interior da linguagem. Quando Schaller indagava com sinais "Seu nome?", ele simplesmente copiava o sinal; isso era tudo o que fazia de início, sem a mínima compreensão de que aquilo *era* um sinal.

A repetição de movimentos e sinais, enquanto Schaller tentava ensinar a Ildefonso a língua de sinais, prosseguiu sem noção alguma de que eles tinham um "interior", de que possuíam significado — parecia possível que ele nunca viesse a superar aquela "ecolalia mimética", que nunca entraria no mundo do pensamento e da linguagem. E então, de um modo muito súbito e inesperado, um belo dia ele entrou. A primeira descoberta de Ildefonso, fascinante, foi com números. De uma só vez, ele entendeu o que eles eram, como operar com eles, sua *noção;* e isso causou uma espécie de explosão intelectual, uma compreensão, em poucos dias, dos princípios básicos da aritmética. Ainda não havia uma concepção da língua (o simbolismo aritmético, talvez, não constitui uma língua, não é denotativo no mesmo sentido que as palavras). Mas a aquisição dos números, das operações mentais da aritmética, pôs sua mente para funcionar, criou uma região de ordem no caos e o direcionou pela primeira vez para uma espécie de compreensão e esperança.[18]

A verdadeira descoberta ocorreu no sexto dia, após centenas, milhares de repetições de palavras, em especial do sinal que representava "gato". Subitamente, aquele deixou de ser apenas um movimento a ser copiado, mas também um sinal prenhe de significado, que podia ser usado para simbolizar um conceito. Esse momento de compreensão foi muito excitante e levou a outra explosão intelectual, dessa vez não de algo puramente abstrato (como os princípios da aritmética), mas da noção e do significado do mundo:

> Seu rosto estica, abre-se de excitação [...] devagar a princípio, depois avidamente, ele suga tudo, como se nunca

tivesse visto nada daquilo antes: a porta, o quadro de avisos, cadeiras, mesas, alunos, o relógio, a lousa verde e eu. [...] Ele penetrou no universo da humanidade, descobriu a comunhão das mentes. Agora sabe que ele, um gato e a mesa têm nomes.

Schaller compara o "gato" de Ildefonso com a "água" de Helen Keller — a primeira palavra, o primeiro sinal, que leva a todos os outros, que liberta a mente e a inteligência aprisionadas.

Aquele momento e as semanas seguintes foram para Ildefonso uma fase de voltar-se para o mundo com uma nova e fascinada atenção, um despertar, um nascimento para o mundo do pensamento e da linguagem, depois da existência meramente perceptiva de décadas. Os dois primeiros meses foram, sobretudo — para ele, assim como para Massieu —, meses de nomear, de definir o mundo e relacionar-se com ele de um modo inteiramente diferente. Porém, como aconteceu com Kaspar Hauser, problemas surpreendentes permaneceram: em especial, como observa Schaller, "parecia impossível que ele viesse a entender os conceitos de tempo, unidades de tempo, tempos verbais, relações temporais e simplesmente a ideia de medir o tempo como eventos — ensinar isso a ele demorou meses", e só foram resolvidos gradualmente.

Agora, vários anos depois, Ildefonso já adquiriu uma competência razoável na língua de sinais, conheceu outros surdos que se comunicam através dela e se tornou parte de sua comunidade linguística. Com isso, como comentou Sicard sobre Massieu, ele adquiriu "um novo ser".

Joseph e Ildefonso, em seu estado sem língua, são casos extremos (porém esclarecedores): praticamente todas as pessoas com surdez pré-linguística aprendem *alguma* língua na infância, ainda que tardiamente e com deficiência. Existe uma gama enorme de competência linguística entre os surdos; Joseph e

Ildefonso representam um extremo desse espectro. Descobri ser impossível fazer uma pergunta a Joseph — e esse tipo de deficiência linguística pode ser muito disseminado entre as crianças surdas, até mesmo entre as que possuem certa competência na língua de sinais. Esta é uma observação fundamental de Isabelle Rapin:[19]

> Fazer perguntas a crianças [surdas] sobre o que acabaram de ler mostrou-me que muitas delas podem apresentar notável deficiência linguística. Elas não possuem o recurso linguístico proporcionado pelas formas interrogativas. Não é que não saibam a resposta para a pergunta, e sim que não entendem a pergunta. [...] Indaguei certa vez a um menino: "Quem mora na sua casa?" (A pergunta foi traduzida para ele por seu professor na língua de sinais.) O menino mostrava, pela expressão do rosto, que não estava entendendo. Notei então que o professor modificou a questão, transformando-a numa série de sentenças declarativas: "Na sua casa, você, sua mãe [...]". Uma expressão de compreensão surgiu-lhe no rosto, e ele me fez um desenho de sua casa com todos os membros da família, incluindo o cachorro. [...] Notei vezes sem conta que os professores tendem a hesitar em fazer perguntas a seus alunos, e com frequência expressam as indagações na forma de sentenças incompletas para que as crianças surdas possam preencher as lacunas.

Não são simplesmente as formas interrogativas que fazem tanta falta para os surdos — embora a falta das formas interrogativas, como afirma Rapin, seja particularmente perniciosa, pois acarreta a falta de informações —, é a falta de habilidades linguísticas e, de fato, de competência linguística, muito notável nas crianças com surdez pré-linguística em idade escolar, uma deficiência léxica e gramatical. Surpreendi-me com o vocabulário reduzido de muitas das crianças que vi na escola de Joseph, com sua ingenuidade, concretude de pensamento, dificuldades para ler e escrever e ignorância do mundo, uma ignorância inimaginável numa criança ouvinte com inteligência normal. Na verdade, imaginei primeiro que se tratava de crianças cuja inteligência *não* era normal, que apresentavam alguma singular deficiência mental associada. E no entanto, asseguraram-me, e minhas próprias observações me mostraram, aquelas não eram crianças mentalmente deficientes na acepção ordinária do termo; elas possuíam os mesmos limites de inteligência que as normais, mas sua inteligência, em determinados aspectos, estava de algum modo sendo solapada. E não só a inteligência: muitas das crianças eram passivas e tímidas, sem espontaneidade, segurança, desenvoltura social — pareciam menos animadas, menos afeitas à brincadeira do que deveriam ser.

Fiquei consternado com o que vislumbrei na escola de Joseph, Braefield. Como Joseph, a própria escola é, em certos aspectos, um exemplo extremo (embora em outros ela seja, lamentavelmente, semelhante à média). A maioria dos alunos provém de lares desfavorecidos onde, além da surdez, existem pobreza, desemprego e desarraigamento. E, um elemento importante, Braefield não é mais um colégio interno; os alunos têm de ir embora no fim do dia, voltar para lares onde os pais não sabem comunicar-se com eles, onde a televisão, sem legendas, é ininteligível, onde elas não podem absorver informações básicas sobre o mundo.

E, de fato, outras escolas deram-me uma impressão totalmente diferente. Por exemplo, na California School for the Deaf, um internato em Fremont, muitos dos alunos apresentam uma capacidade razoável de leitura e escrita, quase comparável à de alunos ouvintes, enquanto os de Braefield, mais tipicamente, apresentam em média apenas um nível de leitura equivalente ao da quarta série primária quando concluem o segundo grau. Muitas das crianças de Fremont possuem vocabulários mais amplos, comunicam-se bem por sinais, são muito curiosas e perguntadoras, falam (ou, mais frequentemente, comunicam-se por sinais) com toda a liberdade e eloquência, têm um senso de autoconfiança e poder de um tipo que eu praticamente não encontrei em Braefield. Não me surpreendi quando soube que no aspecto acadêmico elas se saíam muito bem (muito melhor do que a média dos surdos, atrasados na vida escolar).

Vários fatores parecem atuar sobre esse aspecto. De um modo geral, as crianças de Fremont provêm de lares e famílias mais seguros. Os próprios professores, em uma porcentagem relativamente alta, são surdos: Fremont é uma das poucas escolas dos Estados Unidos com uma política de empregar professores surdos — que não só têm na língua de sinais sua língua nativa, mas também conseguem transmitir às crianças a cultura surda e uma imagem positiva da surdez. Acima da instrução escolar formal, existe — e é isso que difere tão notavelmente do que presenciei em Braefield — uma comunidade de crianças que vivem juntas, comunicam-se juntas por sinais, brincam juntas, compartilham suas vidas e intenções. Por fim, há em Fremont uma proporção incomumente elevada de crianças com pais surdos — em geral elas perfazem menos de 10% das crianças surdas. Tendo adquirido a língua de sinais como língua nativa desde bebês, essas crianças nunca chegaram a vivenciar a tragédia da falta de comunicação com os pais, que costuma ser o destino dos profundamente surdos. Num internato, são sobretudo essas crianças cuja língua nativa é a língua de sinais que apresentam o mundo dos surdos e sua língua para as crianças surdas filhas de pais ouvintes; assim, existe muito menos do isolamento que tanto me espantou em Braefield.

Se algumas crianças surdas têm resultados tão melhores do que outras, apesar da surdez mais profunda, não deve ser a surdez em si que está causando problemas, e sim algumas das *consequências* da surdez — em especial as dificuldades ou distorções da vida comunicativa desde o princípio. Não se pode fingir que Fremont é como a média dessas escolas; infelizmente, Braefield fornece um quadro melhor da situação típica das crianças surdas. Mas Fremont realmente indica o que, em circunstâncias ideais, as crianças surdas podem realizar, e mostra o seguinte: não é que suas capacidades linguísticas ou intelectuais inatas inexistam, mas sim que há obstruções ao desenvolvimento normal dessas capacidades.

Na Lexington School for the Deaf, em Nova York, novamente encontrei uma situação diferente. Pois ali a população, embora não tão desfavorecida quanto a de Braefield, não contava com as vantagens especiais de Fremont (isto é, uma proporção elevada de pais surdos e uma comunidade de surdos numerosa). No entanto, encontrei muitos adolescentes com surdez pré-linguística que, segundo seus professores, quase não usavam língua de espécie alguma ou eram linguisticamente incompetentes quando crianças, mas agora estavam tendo ótimos resultados — em física ou em redação criativa, por exemplo — num nível equivalente ao de alunos ouvintes. Essas crianças haviam ficado incapacitadas mais cedo, e com um grande risco de incapacitação linguística e intelectual permanente, mas apesar disso tinham prosseguido — com educação intensiva — até conquistar a língua e a comunicação adequadas.

O que emerge das histórias de Joseph, Ildefonso e outros como eles é um senso de perigo — o perigo especial que ameaça o desenvolvimento humano, tanto intelectual como emocional, se deixar de ocorrer a aquisição apropriada de uma língua. Num caso extremo, é possível não se aprender língua alguma, haver uma total incompreensão da ideia de uma língua. E a linguagem, como nos alerta Church, não é apenas mais uma faculdade ou habilidade, é o que possibilita o pensamento, o que separa o pensamento do não pensamento, o que separa o humano do não humano.

Nenhum de nós é capaz de recordar como "adquiriu" a língua; a descrição de santo Agostinho é um belo mito.[20] Tampouco se requer que nós, como pais, "ensinemos" a língua aos nossos filhos; eles a adquirem, ou parecem adquiri-la, de um modo muito automático, em virtude de serem crianças, nossas crianças, e das trocas comunicativas entre nós.

É costume distinguir entre gramática, significados verbais e intenção comunicativa — a sintaxe, a semântica e a pragmática da língua —, mas, como nos alertam Bruner e outros, elas sempre andam juntas no aprendizado e uso da língua; portanto, não é a linguagem, mas o *uso* da linguagem que temos de estudar. O *primeiro* uso de linguagem, a primeira comunicação, geralmente se dá entre mãe e filho, e a língua é adquirida, emerge, *entre* eles dois.

Nascemos com nossos sentidos; eles são "naturais". É possível desenvolvermos sozinhos, naturalmente, as habilidades motoras. Mas não podemos adquirir sozinhos uma língua: *essa* capacidade insere-se numa categoria única. Não se pode desenvolver uma língua sem alguma capacidade inata essencial, mas essa capacidade só é ativada por uma outra pessoa que já possui capacidade e competência linguísticas. É somente por meio de transação (ou, como diria Vygotsky, "negociação") com outra pessoa que a linguagem é desenvolvida. (Wittgenstein escreve em termos gerais sobre os "jogos de linguagem" que todos temos de aprender a jogar, e Brown discorre sobre o "jogo de palavras original" que se dá entre mãe e filho.)

A mãe — ou o pai, o professor, ou na verdade qualquer um que converse com a criança — conduz o bebê passo a passo a níveis de linguagem mais elevados; ela o inicia na língua, e na imagem do mundo que a língua personifica (a imagem do mundo *da mãe*, pois é a língua desta; e, além disso, a imagem do mundo vinculada à cultura a que a mãe pertence). A mãe tem de estar sempre um passo à frente, no que Vygotsky denomina "zona de desenvolvimento proximal"; o bebê apenas pode passar à etapa seguinte, ou concebê-la, quando ocupada e comunicada por sua mãe.

Mas as palavras da mãe, e o mundo por trás delas, não teriam sentido para o bebê se não correspondessem a algo encontrado em sua própria vivência. A criança possui uma experiência de mundo independente que lhe é dada pelos sentidos, e é essa experiência que forma uma correlação ou confirmação da língua da mãe e, por sua vez, recebe dela seu significado. É a língua da mãe, internalizada pela criança, que permite a esta passar da sensação para o "sentido", ascender do mundo perceptivo para o conceitual.

O intercurso social e o emocional, e também o intercurso intelectual, têm início no primeiro dia de vida.[21] Vygotsky interessou-se muito por esses estágios pré-linguísticos, pré-intelectuais da vida, mas seu interesse especial era pela linguagem e pelo pensamento e como eles se reúnem no desenvolvimento da criança. Vygotsky nunca esquece que a linguagem tem sempre, e ao mesmo tempo, função social e intelectual, e também não se esquece nem por um momento da relação entre intelecto e afeto, de que toda comunicação, todo pensamento, é também emocional, refletindo "as necessidades e interesses pessoais, as inclinações e impulsos" do indivíduo.

O corolário disso tudo é que, se a comunicação for imprópria, haverá consequências para o crescimento intelectual, o intercurso social, o desenvolvimento da linguagem e as atitudes emocionais, simultânea e inseparavelmente. E isso, é óbvio, é o que pode ocorrer, e de fato ocorre com grande frequência, quando uma criança nasce surda. Assim, afirmam Hilde Schlesinger e Katrin Meadow na primeira sentença de seu livro, *Sound and sign*:[22]

> A surdez profunda na infância é mais do que um diagnóstico médico; é um fenômeno cultural com padrões e problemas sociais, emocionais, linguísticos e intelectuais que estão inextricavelmente ligados.

É a Schlesinger e seus colegas, ao longo dos últimos vinte anos, que devemos as mais completas e profundas observações a respeito dos problemas que podem afligir os surdos desde a infância até a vida adulta e de como tais problemas se relacionam com as primeiras comunicações entre mãe e filho (e, mais tarde, entre professor e aluno) — comunicações que com demasiada frequência são gritantemente deficientes ou distorcidas. A preocupação central de Schlesinger é com o modo como as crianças — e, em particular, as crianças surdas — são "persuadidas" a passar de um mundo perceptivo para um conceitual, com o quanto isso dependeria crucialmente desse diálogo. Schlesinger mostrou que o "salto dialético" mencionado por Vygotsky — o salto das sensações para o pensamento — envolve não apenas a conversa, mas o *tipo* certo de conversa, um diálogo rico em intenção comunicativa, em reciprocidade e no tipo certo de questionamento para que a criança venha a fazer com êxito esse salto importante.

Registrando interações entre mãe e filho desde os primeiros tempos de vida, Schlesinger mostrou com que frequência, e com que efeitos calamitosos, isso pode dar errado quando a criança é surda. As crianças, as crianças saudáveis, são de uma curiosidade insaciável: estão constantemente à procura de causa e significado, sempre perguntando "Por quê?", "Como?", "E se?". Foi a ausência desse questionamento, a própria falta de compreensão dessas formas interrogativas que me pareceram tão ominosas quando estive em Braefield. Escrevendo em termos mais gerais sobre os problemas muito comuns dos surdos, Schlesinger observa:[23]

> Aos oito anos de idade, muitas crianças surdas apresentam um atraso no entendimento de perguntas, ainda continuam a rotular, não impõem "significados centrais" a suas respostas. Têm um senso de causação deficiente e raramente introduzem ideias sobre o futuro.

Muitas, mas não todas. De fato, tende a existir uma distinção bem marcante entre as crianças que apresentam esses problemas e as que não os apresentam, entre as que são "normais" nos aspectos intelectuais, linguísticos, sociais e emocionais e as que não são. Essa distinção, tão diferente da curva em sino da distribuição normal das habilidades, mostra que a dicotomia ocorre após o nascimento, que deve haver experiências vivenciadas logo no início da existência com um poder decisivo de determinar todo o futuro. A origem do questionamento, de uma disposição de espírito ativa e investigadora, não é algo que emerge de maneira espontânea, sem precedentes ou diretamente do impacto da experiência; ela provém do trato comunicativo, é estimulada por este — requer *diálogo*, em especial o complexo diálogo entre mãe e filho.[24] É aqui, descobriu Schlesinger, que começa a dicotomia:[25]

> As mães conversam com os filhos, fazem-no de modos muito diversos e tendem a estar com mais frequência de um lado ou de outro numa série de dicotomias. Algumas conversam com suas crianças e compartilham um diálogo de forma fundamental; algumas basicamente falam para os filhos. Algumas essencialmente apoiam as ações da prole e, se não o fazem, informam as razões; outras principalmente controlam as ações dos filhos, sem explicar por quê. Algumas fazem perguntas genuínas [...] outras, perguntas restritivas. [...] Algumas são impelidas pelo que a criança diz ou faz; outras, por suas próprias necessidades e interesses íntimos. [...] Algumas descrevem um mundo amplo, no qual ocorreram eventos no passado e ocorrerão eventos futuros; outras comentam apenas sobre o aqui e agora. [...] Algumas mães são mediadoras entre a criança e o ambiente, dotando os estímulos de significado [e outras, não].

A mãe, ao que parece, detém um poder tremendo: comunicar-se apropriadamente com o filho ou não; introduzir perguntas que induzem à investigação, do tipo "Como?", "Por quê?" e "E se?" ou substituí-las por um monólogo indiferente composto de "O que é isso?" e "Faça isso"; transmitir um senso de lógica e causalidade ou deixar tudo no nível obtuso do inexplicável; introduzir um vívido senso de lugar ou tempo ou referir-se apenas ao aqui e agora; introduzir uma "reflexão generalizada sobre a realidade", um mundo conceitual que dará coerência e significado à vida e instigará a mente e as emoções da criança, ou deixar tudo no nível do não generalizado, do não questionado, algo quase abaixo do nível perceptivo do animal.[26] As crianças, ao que parece, não podem escolher o mundo em que desejam viver — nem o mundo físico nem o mundo mental e emocional; dependem, no princípio, do que lhes apresentar a mãe.

Não é só a língua que deve ser introduzida, mas também o pensamento. Caso contrário, a criança permanecerá inapelavelmente presa a um mundo concreto e perceptivo — a situação de Joseph, Kaspar e Ildefonso. Esse perigo é muito maior quando a criança é surda — porque os pais (ouvintes) talvez não saibam como se dirigir à criança e, se chegarem a se comunicar, podem usar formas rudimentares de diálogo e linguagem que não favorecem o progresso da mente da criança e, de fato, impedem seu avanço.

> As crianças parecem copiar fielmente o mundo (e o "estilo") cognitivo que lhes apresenta a mãe [escreveu Schlesinger]. Algumas mães introduzem um mundo que é povoado por objetos individuais, estáticos no aqui e agora, rotulados de modos idênticos para os filhos desde que começam a andar e durante todo o período de latência. [...] Mães assim evitam o linguajar que se distancia do mundo perceptivo [...] e em pungentes tentativas de compartilhar um mundo com sua prole juntam-se aos filhos no mundo perceptivo destes e nele permanecem. [...]
>
> [Outras mães, ao contrário], introduzem um mundo no qual as coisas vistas, tocadas e ouvidas são entusiasticamente processadas por meio da linguagem. O mundo que elas introduzem é mais amplo, mais complexo e mais interessante para os pequeninos. Elas também rotulam os objetos do mundo perceptivo de seus filhos, porém usam denominações corretas para objetos da percepção mais complexos e acrescentam-lhes atributos por meio de adjetivos. [...] Elas incluem pessoas, dão nomes às ações e sentimentos de indivíduos no mundo e os caracterizam por meio de advérbios. Elas não só descrevem o mundo perceptivo, mas também ajudam os filhos a reorganizá-lo e a raciocinar sobre suas múltiplas possibilidades.[27]

Essas mães, portanto, incentivam a formação de um mundo conceitual que, longe de empobrecer, realça o mundo perceptivo, enriquecendo-o e elevando-o continuamente ao nível do símbolo e do significado. O diálogo inadequado, a comunicação falha, na opinião de Schlesinger, levam não apenas à constrição intelectual, mas também à timidez e à passividade; o diálogo criativo, um intercurso comunicativo rico durante a infância, desperta a imaginação e a mente, leva a uma autossuficiência, um arrojo, um espírito brincalhão, um humor que acompanharão a pessoa pelo resto da vida.[28]

Charlotte, uma menina de seis anos, também é, como Joseph, surda congênita. Mas ela é muitíssimo animada, brincalhona, curiosa, vividamente orientada para o mundo. É quase indistinguível de qualquer outra criança de seis anos — totalmente diferente do pobre e isolado Joseph. Qual é a razão dessa diferença? Assim que os pais de Charlotte perceberam que ela era surda — quando ela estava com poucos meses de vida —, decidiram aprender uma língua de sinais, sabendo que ela não teria condições de assimilar facilmente a língua falada. Aprenderam, e o mesmo fizeram vários de seus parentes e amigos. Como escreveu a mãe de Charlotte, Sarah Elizabeth, quando a filha estava com quatro anos:

> Ouvimos o diagnóstico da surdez profunda de nossa filha Charlotte quando ela estava com dez meses de vida. Durante esses três últimos anos, vivenciamos uma série de emoções: descrença, pânico e ansiedade, raiva, depressão e tristeza e, finalmente, aceitação e apreciação. À medida que nosso pânico inicial se esvaiu, ficou claro que precisávamos usar uma língua de sinais com nossa filha enquanto ela era bem nova.[29]
>
> Começamos as aulas de língua de sinais estudando em casa o Inglês Exato em Sinais [Signed Exact English, SEE], uma réplica precisa em sinais do inglês falado, que a nosso ver nos ajudaria a transmitir nossa língua, literatura e cultura inglesas à nossa filha. Sendo pais ouvintes, sentíamo-nos esmagados pela tarefa de aprender nós mesmos uma nova língua e simultaneamente ter de ensiná-la a Charlotte, por isso a familiaridade com a sintaxe inglesa fazia com que essa língua de sinais nos parecesse acessível. [...] Queríamos desesperadamente acreditar que Charlotte era semelhante a nós.

> Depois de um ano, decidimos passar da rigidez do SEE para o Inglês em Sinais [Signed English], uma língua franca que mistura o vocabulário da Linguagem Americana de Sinais, que é mais visualmente descritiva, com a sintaxe do inglês, que é familiar [...] [mas] as complexas estruturas lineares do inglês falado não se traduzem para uma língua de sinais interessante, e por isso tivemos de reorientar o modo como pensávamos a fim de produzir sentenças visuais. Fomos iniciados nos aspectos mais vívidos e excitantes da língua de sinais: expressões idiomáticas, humor, mímica, sinais totalmente conceituais e expressão facial. [...] Agora estamos passando para a Linguagem Americana de Sinais, estudando-a com uma mulher surda que é usuária nativa dessa linguagem, consegue comunicar-se por sinais sem hesitação e é capaz de codificar essa linguagem para nós, ouvintes. Estamos animados e estimulados com o processo de aprender uma linguagem engenhosa e sensível, que possui imensa beleza e imaginação. É uma grande alegria perceber que a comunicação por sinais de Charlotte reflete padrões visuais de pensamento. Surpreendemo-nos pensando de modo diferente a respeito de objetos físicos, e de seu lugar e movimento, graças às expressões de Charlotte.

Achei fascinante e eloquente essa narrativa; revelava que os pais de Charlotte primeiro desejaram crer que a filha era essencialmente semelhante a eles, apesar do fato de usar os olhos e não os ouvidos; que eles primeiro usaram o SEE, um sistema que não possui uma verdadeira estrutura própria, sendo mera transliteração de uma língua auditiva; e que eles gradualmente passaram a ter noção da visualidade fundamental da filha, de seu uso de "padrões visuais de pensamento", o que ao mesmo tempo demandou e gerou uma língua visual. Em vez de impor seu mundo auditivo à filha, como fazem tantos pais de crianças surdas, eles a incentivaram a ingressar e progredir em seu próprio mundo (visual), que eles foram, então, capazes de compartilhar com ela. De fato, aos quatro anos de idade, Charlotte avançara tanto no processo de pensamento e linguagem visual que era capaz de fornecer novos modos de pensar — revelações — aos pais.

No início de 1987, Charlotte e seus pais mudaram-se da Califórnia para Albany, Nova York, e sua mãe novamente me escreveu:

> Charlotte agora tem seis anos e está na primeira série. Nós, evidentemente, achamos que ela é uma pessoa notável porque, embora profundamente surda, ela é interessada, ponderada, competente em seu mundo (sobretudo) auditivo. Ela parece à vontade usando tanto a ASL como o inglês, comunica-se animadamente com adultos e crianças surdas e lê e escreve no nível da terceira série. Seu irmão Nathaniel, ouvinte, comunica-se com fluência e facilidade na língua de sinais; em nossa família, costumamos conversar e decidir os assuntos usando essa linguagem. [...] Creio que nossa experiência comprova a ideia de que a exposição em tenra idade a uma linguagem visualmente coerente desenvolve processos de pensamento conceitual complexos. Charlotte sabe como pensar e como raciocinar. Ela usa eficazmente os instrumentos linguísticos que lhes foram dados e forma ideias complexas.

Quando fui visitar Charlotte e sua família, a primeira coisa que me ocorreu é que eles *eram* uma família — com muitas brincadeiras, vivacidade e perguntas, todos unidos. Nada havia do isolamento que com tanta frequência vemos nos surdos — e nada da linguagem "primitiva" ("O que é isso? O que é aquilo? Faça isso! Faça aquilo!"), da condescendência de que fala Schlesinger. A própria Charlotte era perguntadora, cheia de curiosidade, cheia de vida — uma criança adorável, imaginativa e brincalhona, vividamente orientada para o mundo e para os outros. Ela ficou desapontada porque eu não sabia me comunicar por sinais, mas logo convocou os pais como intérpretes e questionou-me minuciosamente sobre as maravilhas de Nova York.

A cerca de 45 quilômetros de Albany há uma floresta e um rio; fui para lá mais tarde com Charlotte, seus pais e seu irmão. Charlotte ama o mundo natural tanto quanto o humano, mas o ama de um modo inteligente. Ela soube observar diferentes hábitats, o modo como as coisas vivem juntas; percebeu a cooperação e a competição, a dinâmica da existência. Ficou fascinada pelas samambaias que crescem nas margens do rio, percebeu que elas eram muito diferentes das flores, entendeu a distinção entre esporos e sementes. Excitada, exclamava com sinais indicando sua admiração por todas as formas e cores, porém depois prestava atenção, parava e perguntava: "Como?", "Por quê?" e "E se?". Evidentemente, não eram fatos isolados o que ela queria, mas conexões, compreensão, um mundo com sentido e significado. Nada me mostrou mais claramente a passagem de um mundo perceptivo para um conceitual, uma transição impossível na ausência de um diálogo complexo — um diálogo que ocorre primeiro com os pais, mas depois é internalizado sob a forma de "falar consigo mesmo", de pensamento.

O diálogo impulsiona a linguagem, a mente; mas, depois que esta é impulsionada, desenvolvemos um novo poder, a "fala interna", e esta é que é imprescindível para nosso desenvolvimento mais amplo, nosso pensamento. "A fala interna", explica Vygotsky, "é uma fala quase sem palavras [...] ela não é o aspecto interior da fala externa, é uma função em si mesma. [...] Enquanto na fala externa o pensamento corporifica-se em palavras, na fala interna as palavras morrem quando dão à luz o pensamento. A fala interna é, em grande medida, pensamento em significados puros." Começamos pelo diálogo, pela língua que é externa e social, mas depois, para pensar, para nos tornarmos nós mesmos, temos de passar para um monólogo, para a fala interna. Esta é essencialmente solitária, profundamente misteriosa, tão desconhecida pela ciência, escreveu Vygotsky, "quanto o outro lado da lua". "Nós somos nossa linguagem", costuma-se dizer; mas nossa verdadeira linguagem, nossa verdadeira identidade, reside na fala interna, no incessante fluxo e geração de significado que constitui a mente individual. É por meio da fala interna que a criança desenvolve seus próprios conceitos e significados; é por meio da fala interna que ela conquista sua própria identidade; é por meio da fala interna, finalmente, que ela constrói seu próprio mundo. E a fala interna (ou sinais internos) dos surdos pode ser muito característica.[30]

É evidente para os pais de Charlotte que ela constrói seu mundo de um modo diferente, talvez radicalmente diferente; que emprega padrões de pensamento predominantemente visuais e que "pensa diferente" com respeito aos objetos físicos. Surpreendi-me com a qualidade pitoresca, a plenitude de suas descrições. Seus pais também mencionaram essa plenitude: "Todas as características, criaturas ou objetos sobre os quais Charlotte se pronuncia são *situados*", disse sua mãe; "a referência espacial é essencial para a ASL. Quando Charlotte se comunica por sinais, todo o cenário é montado; podemos ver nele onde estão todas as pessoas ou coisas; tudo é visualizado com minúcias que seriam raras em pessoas ouvintes". Essa colocação de objetos e pessoas em locais específicos, esse uso de referência espacial complexa tem sido notável em Charlotte, afirmaram seus pais, desde os quatro anos e meio — já nessa idade ela os ultrapassara, mostrando uma espécie de capacidade de "encenação", uma capacidade "arquitetônica" que eles haviam observado em outras pessoas surdas — mas raramente em ouvintes.[31]

Linguagem e pensamento, para nós, são sempre pessoais — nossas elocuções nos expressam, e nossa fala interna também. Portanto, para nós, a língua parece ser uma efusão, uma espécie de transmissão espontânea do eu. Não nos ocorre, a princípio, que ela tem de possuir uma *estrutura*, uma estrutura de um tipo imensamente intricado e formal. Não temos consciência dessa estrutura; não a vemos, assim como não vemos os tecidos, os órgãos, a composição arquitetônica de nosso corpo. Mas a imensa, a inigualável liberdade da língua não seria possível sem restrições gramaticais extremas. É a gramática, antes de mais nada, que possibilita a língua, que nos permite articular nossos pensamentos, nosso eu, em elocuções.

Isso estava claro, com relação à língua falada, em 1660 (o

ano da *Gramática* de Port-Royal), mas só ficou estabelecido com relação à língua de sinais em 1960.[32] Antes disso, ela não era considerada, nem mesmo por quem a empregava, uma verdadeira língua, com gramática própria. Contudo, a ideia de que a língua de sinais poderia possuir uma estrutura interna não é inteiramente nova — ela tem, por assim dizer, uma singular pré-história própria. Por exemplo, Roch-Ambroise Bébian, sucessor de Sicard, não só percebeu que a língua de sinais possuía uma gramática autônoma própria (portanto, não precisava da gramática francesa alienígena e importada), mas também tentou compilar uma "Mimografia" baseada na "Decomposição dos Sinais". O empreendimento fracassou, e tinha de fracassar, pois não houve a identificação correta dos elementos verdadeiros ("fonêmicos") da língua de sinais.

Na década de 1870, o antropólogo E. B. Tylor interessou-se imensamente pela linguagem, e isso incluiu um enorme interesse pela língua de sinais e um profundo conhecimento sobre ela (que ele empregava com fluência, tendo muitos amigos surdos). Em seu livro *Researches into the early history of mankind*, ele revelou vários aspectos interessantes que discerniu na língua de sinais, e podia ter iniciado um verdadeiro estudo linguístico dessa linguagem se esse empreendimento não houvesse sido aniquilado, assim como todas as avaliações justas da língua de sinais, pela conferência de Milão de 1880. Com a desvalorização oficial e formal de tal linguagem, os linguistas desviaram sua atenção e a ignoraram ou a compreenderam de um modo totalmente equivocado. J. G. Kyle e B. Woll contam pormenorizadamente essa história lamentável em seu livro, observando que Tylor conhecia a fundo a gramática da língua de sinais, a ponto de deixar claro que "os linguistas apenas a vêm *re*descobrindo nos últimos dez anos".[33] Mesmo trinta anos atrás, eram quase universais as ideias de que "a língua de sinais" dos surdos não passava de um tipo de pantomima, ou língua pictórica. A *Encyclopaedia Britannica* (14ª ed.) denomina-a "uma espécie de escrita de figuras no ar", e um conhecido texto clássico nos informa:[34]

A língua de sinais manuais usada pelos surdos é uma linguagem ideográfica. Essencialmente, ela é mais pictórica, menos simbólica e, como sistema, enquadra-se principalmente no nível da representação por imagens. Os sistemas de linguagem ideográfica, em comparação com sistemas simbólicos verbais, têm pouca precisão, sutileza e flexibilidade. Provavelmente o homem não pode atingir seu potencial pleno por meio de uma linguagem ideográfica, porquanto ela se limita aos aspectos mais concretos de sua experiência.

De fato, temos aqui um paradoxo: à primeira vista, a língua de sinais afigura-se pantomímica; dá a impressão de que, prestando atenção, logo a "entenderemos" — todas as pantomimas são fáceis de entender. Mas à medida que continuamos a olhar, perdemos essa sensação de "já sei!"; ficamos vexados ao descobrir que, apesar de sua aparente transparência, ela é ininteligível.[35]

Nenhum linguista, nenhum cientista deu atenção à língua de sinais até fins da década de 1950, quando William Stokoe, jovem medievalista e linguista, encontrou seu caminho para o Gallaudet College. Stokoe pensava ter ido para ensinar Chaucer aos surdos, mas logo se deu conta de que havia caído, por sorte ou por acaso, num dos meios linguísticos mais extraordinários do mundo. A língua de sinais, naquela época, não era considerada uma língua propriamente dita, mas uma espécie de pantomima ou código gestual, ou talvez uma espécie de inglês estropiado expresso com as mãos. A genialidade de Stokoe foi perceber, e provar, que não era nada daquilo; que ela satisfazia todos os critérios linguísticos de uma língua genuína, no léxico e na sintaxe, na capacidade de gerar um número infinito de proposições. Em 1960, Stokoe publicou *Sign Language structure* e, em 1965, com seus colegas surdos Dorothy Carterline e Carl Croneberg, publicou *A dictionary of American Sign Language*. Stokoe convenceu-se de que os sinais *não* eram figuras, e sim complexos símbolos abstratos com uma estrutura interna complexa. Foi, então, o primeiro a buscar uma estrutura, a analisar os sinais, dissecá-los, procurar as partes constituintes. Desde o começo ele tentou demonstrar que cada sinal possuía pelo menos três partes independentes — localização, configuração das mãos e movimento executado (análogas aos fonemas da fala) — e que cada parte apresentava um número limitado de combinações.[36] Em *Sign Language structure* ele delineou dezenove configurações diferentes das mãos, doze localizações, 24 tipos de movimentos, inventando para estes uma notação — a Língua Americana de Sinais nunca antes fora *escrita*.[37] Seu *Dicionário* foi igualmente original, pois organizava os sinais não tematicamente (por exemplo, sinais relativos a comida, sinais indicando animais etc.), mas de um modo sistemático, segundo suas partes, organização e princípios da língua. A obra mostrou a estrutura léxica da língua — o inter-relacionamento linguístico de 3 mil "palavras" básicas expressas por sinais.

Foi preciso uma serena e imensa autoconfiança, até mesmo obstinação, para empenhar-se nesses estudos, pois quase todos, ouvintes e surdos igualmente, a princípio consideraram absurdas ou heréticas as concepções de Stokoe, e seus livros, quando publicados, foram vistos como inúteis ou disparatados.[38] Isso frequentemente acontece com as obras dos gênios. Porém, poucos anos depois, graças aos trabalhos de Stokoe, todo o clima da opinião pública mudara, e uma revolução — uma dupla revolução — estava em processo: uma revolução científica, atentando para a língua de sinais e seus substratos cognitivos e neurais, como ninguém jamais pensara antes em fazer, e uma revolução cultural e política.

O *Dictionary of American Sign Language* registrava 3 mil sinais radicais — o que poderia parecer um vocabulário extremamente limitado (comparado, por exemplo, às cerca de 600 mil palavras do *Oxford English Dictionary*). Contudo, manifestamente, a língua de sinais é muito expressiva, capaz de enunciar de modo essencial qualquer coisa que possa ser dita na língua falada.[39] Princípios adicionais muito diferentes são empregados. A grande estudiosa desses princípios diferentes

— de tudo o que pode transformar um léxico numa língua — tem sido Ursula Bellugi, juntamente com seus colaboradores do Instituto Salk.

Um léxico incorpora todo tipo de conceitos, mas estes permanecem isolados (no nível de "eu Tarzan, você Jane") na ausência de uma gramática. Tem de existir um sistema formal de regras por meio das quais possam ser geradas elocuções coerentes — sentenças, proposições. (Isso não é totalmente óbvio, não é um conceito intuitivo, pois a própria elocução parece tão imediata, tão sem emendas, tão pessoal que a princípio poderíamos não julgá-la contida num sistema formal de regras ou requerendo tal sistema: esta, seguramente, é uma razão por que foram sobretudo os usuários nativos da língua de sinais que a consideraram "indecomponível" e mostraram incredulidade ante os esforços de Stokoe — e, mais tarde, de Bellugi.)

A própria ideia de um sistema formal assim, de uma "gramática gerativa", não é nova. Humboldt afirmou que toda língua faz "usos infinitos de meios finitos". Mas foi só nos últimos trinta anos que Noam Chomsky revelou-nos explicitamente "como se dão usos infinitos a esses meios finitos em línguas específicas" — e investigou "as propriedades mais profundas que definem a 'linguagem humana' em geral". Essas propriedades mais profundas Chomsky denomina "estrutura profunda" da gramática; ele as considera uma característica inata, específica da espécie no homem, que permanece latente no sistema nervoso até ser despeitada pelo efetivo uso da língua. Chomsky visualiza essa "gramática profunda" como um vasto sistema de regras ("muitas centenas de regras de tipos diferentes"), contendo uma determinada estrutura geral fixa que, às vezes, ele julga análoga ao córtex visual, o qual possui todo tipo de recursos inatos para ordenar a percepção visual.[40] Até agora, ignoramos quase totalmente o substrato neural dessa gramática — mas sua existência, bem como sua localização aproximada, são indicadas pelo fato de que encontramos afasias, inclusive afasias na língua de sinais, nas quais a competência gramatical, e só ela, é especificamente prejudicada.[41]

A pessoa que conhece uma língua específica, na formulação de Chomsky, tem o controle de "uma gramática que *gera* [...] do conjunto infinito de estruturas profundas potenciais, as quais mapeia em estruturas superficiais associadas, determinando as interpretações semânticas e fonéticas desses objetos abstratos".[42] Como a pessoa aprende essa gramática (ou adquire o controle dela)? Como esse recurso pode ser adquirido por uma criança de dois anos? Uma criança a quem por certo não se ensina gramática explicitamente e que não é exposta a elocuções exemplares — amostras de gramática — e sim à fala mais espontânea, improvisada (e ao que parece não informativa) de seus pais? (Obviamente, a língua dos pais, longe de não ser informativa, é rica em gramática implícita e inúmeras indicações e ajustes linguísticos inconscientes aos quais a criança reage inconscientemente. Mas não ocorre uma transmissão consciente ou explícita da gramática.) Isso é o que impressiona Chomsky: como a criança consegue obter tanto a partir de tão pouco.[43]

> Não podemos deixar de nos surpreender com a enorme disparidade entre conhecimento e experiência no caso da linguagem, entre a gramática gerativa que expressa a competência linguística do falante nativo e os dados escassos e degenerados [a que ele é exposto] com base nos quais ele construiu essa gramática para seu uso.

Portanto, não se ensina gramática à criança, tampouco a criança a aprende; ela a *constrói* a partir dos "dados escassos e degenerados" à sua disposição. E isso não seria possível se a gramática, ou sua possibilidade, já não existisse na criança, em alguma forma latente que se encontra à espera para concretizar-se. Deve haver, como indica Chomsky, "uma estrutura inata que é rica o bastante para explicar a disparidade entre experiência e conhecimento".

Essa estrutura inata, essa estrutura latente, não está plenamente desenvolvida por ocasião do nascimento da criança, nem é muito óbvia aos dezoito meses de vida. Porém, subitamente, e de um modo muito notável, a criança em desenvolvimento torna-se aberta à língua, capaz de construir uma gramática a partir das elocuções de seus pais. Ela demonstra uma habilidade espetacular, uma genialidade para a língua entre as idades de 21 e 36 meses (esse período é igual em todos os seres humanos neurologicamente normais, surdos ou ouvintes; é um pouco mais demorado, junto com outros marcos do desenvolvimento, nos retardados), e em seguida uma diminuição da capacidade, que termina com o fim da infância (aproximadamente aos doze ou treze anos).[44] Esse é, nas palavras de Lenneberg, o "período crítico" para adquirir uma primeira língua — o único período no qual o cérebro, a partir do nada, pode efetivar uma gramática completa. Os pais, nessa tarefa, têm um papel essencial, mas apenas auxiliar: a própria língua desenvolve-se "a partir de dentro" no momento crítico, e tudo o que os pais fazem (segundo Humboldt) é "fornecer a linha ao longo da qual a língua se desenvolverá espontaneamente". O processo assemelha-se mais à maturação do que ao aprendizado — a estrutura inata (que Chomsky às vezes denomina Dispositivo de Aquisição de Língua, ou Language Acquisition Device — LAD) cresce organicamente, diferencia-se, amadurece como um embrião.

Bellugi, discorrendo sobre seu trabalho inicial com Roger Brown, salienta que ter percebido isso foi o que mais a maravilhou na linguagem; ela se refere a um trabalho conjunto que descreve o processo de "indução da estrutura latente" das sentenças pela criança, trabalho que conclui com a seguinte frase: "A diferenciação e a integração simultâneas altamente intricadas que constituem a evolução da locução substantiva lembram mais o desenvolvimento biológico de um embrião do que a aquisição de um reflexo condicionado". A *segunda* maravilha de sua vida como linguista, afirma Bellugi, foi dar-se conta de que essa fascinante estrutura orgânica — o intricado embrião da gramática — podia existir numa forma puramente visual, como de fato existe na língua de sinais.

Bellugi estudou sobretudo os processos morfológicos da

ASL — os modos como um sinal é alterado a fim de expressar diferentes significados por meio da gramática e da sintaxe. Evidenciou-se que o reduzido léxico do *Dictionary of American Sign* era só um primeiro passo — pois uma língua não é apenas um léxico ou código. (A chamada língua de sinais índia é um mero código — ou seja, uma coleção ou vocabulário de sinais, estes próprios não possuindo estrutura interna e dificilmente se prestando a modificações gramaticais.) Uma língua genuína é continuamente modulada por dispositivos gramaticais e sintáticos de todos os tipos. Existe na ASL uma riqueza extraordinária desses dispositivos, que servem para ampliar imensamente o vocabulário básico.

Assim, há numerosas formas para OLHAR ("olhar para mim", "olhar para ela", "olhar para cada um deles" etc.), cada uma formada de maneira distinta: por exemplo, o sinal OLHAR é feito com uma mão que se afasta da pessoa que faz o sinal; mas quando inflectido para significar "olhar um para o outro", ele é feito com ambas as mãos movendo-se simultaneamente em direção uma à outra. Dispõe-se de um número notável de inflexões para denotar aspectos de duração (fig. 1); por exemplo, OLHAR (a) pode sofrer inflexão para significar "fitar" (b), "olhar incessantemente" (c), "contemplar" (d), "observar" (e), "olhar por longo tempo" (f), "olhar várias vezes" (g) e muitas outras permutações, incluindo combinações das formas acima. Existem ainda numerosas formas derivativas, com o sinal OLHAR sendo variado de modos específicos para significar "entregar-se a reminiscências", "contemplar uma vista", "aguardar ansiosamente", "profetizar", "prognosticar", "antever", "olhar ao redor a esmo", "dar uma vista d'olhos" etc.

O rosto também pode ter funções linguísticas especiais na língua de sinais: por exemplo (como demonstraram Corina, Liddell e outros), expressões, ou melhor, "comportamentos" faciais específicos às vezes servem para indicar construções sintáticas como tópicos, orações relativas e perguntas, funcionar como advérbios ou ainda quantificar.[45] É possível usar também outras partes do corpo. Qualquer um desses recursos, ou todos

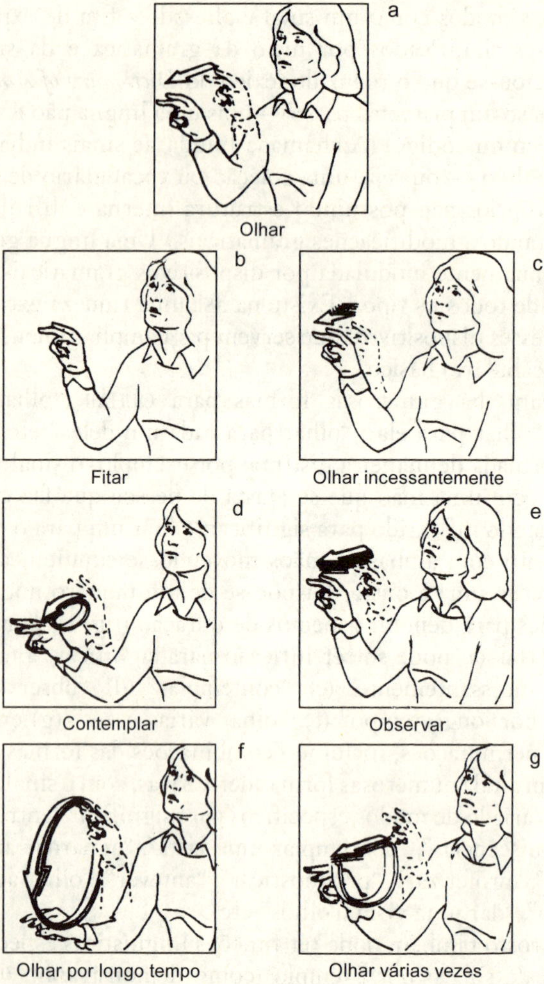

Figura 1. O sinal radical OLHAR pode ser modificado de várias formas. Estas são algumas das inflexões para os aspectos temporais de OLHAR; há muitas outras, indicando distinções de grau, maneira, número etc. (Reproduzido sob permissão [com mudança de notação] de E. S. Klima, U. Bellugi. *The signs of language*. Harvard University Press, 1979.)

eles — essa vasta série de inflexões reais ou potenciais, espaciais e cinéticas —, pode convergir sobre os sinais radicais, fundir-se com eles e modificá-los, compactando uma quantidade enorme de informações nos sinais resultantes.

É a *compressão* dessas unidades de sinal, e o fato de que todas as suas modificações são *espaciais*, que torna a língua de sinais, no nível óbvio e visível, totalmente diferente de qualquer língua falada e que, em parte, impediu que ela fosse considerada uma língua. Mas é precisamente isso, além de sua sintaxe e gramática espaciais únicas, que faz dela uma verdadeira língua — ainda que inusitada, fora da corrente evolutiva de todas as línguas faladas, uma alternativa evolutiva ímpar. (E, de certo modo, totalmente surpreendente, considerando que nos especializamos para a fala ao longo dos últimos 500 mil a 2 milhões de anos. Os potenciais da linguagem existem em todos nós — isso é fácil de entender. Mas que os potenciais para uma modalidade *visual* de linguagem também sejam tão grandes — isso é espantoso, e dificilmente seria previsto se de fato não existisse a língua visual. Porém, da mesma forma, poderíamos dizer que fazer sinais e gestos, embora sem uma estrutura linguística complexa, remonta a nosso passado remoto, pré-humano — e que a fala, na verdade, é a recém-chegada na evolução; uma recém-chegada muitíssimo bem-sucedida, capaz de substituir as mãos, liberando-as para outras finalidades que não a comunicação. Talvez de fato tenha havido duas correntes evolutivas paralelas para as formas de línguas falada e de sinais: isso é sugerido pelo trabalho de certos antropólogos, que demonstraram a coexistência de línguas faladas e de sinais em algumas tribos primitivas.[46] Portanto, os surdos, e sua língua, demonstram-nos não apenas a flexibilidade mas também os potenciais latentes do sistema nervoso.)

A característica isolada mais notável da língua de sinais — que a distingue de todas as demais línguas e atividades mentais — é seu inigualável uso linguístico do espaço.[47] A complexidade desse espaço linguístico é esmagadora para o olho "normal", que não consegue ver, e muito menos entender, o tremendo emaranhado de seus padrões espaciais.

Encontramos na língua de sinais, em todos os níveis — léxico, gramatical, sintático —, um uso *linguístico* do espaço: um uso que é espantosamente complexo, pois boa parte do que na fala ocorre de modo linear, sequencial, temporal, na língua de sinais torna-se simultâneo, coincidente, com múltiplos níveis. A "superfície" da língua de sinais pode parecer simples para um observador, como a dos gestos ou mímica, mas logo descobrimos que isso é uma ilusão, e o que parece tão simples é extraordinariamente complexo, consistindo em inúmeros padrões espaciais encaixados de forma tridimensional uns nos outros.[48]

Essa gramática espacial, o uso linguístico do espaço, maravilhou e absorveu os estudiosos da língua de sinais na década de 1970, e só na década de 1980 eles passaram a dedicar uma atenção equivalente ao aspecto do tempo. Embora se reconhecesse antes que havia uma organização sequencial nos sinais, ela era considerada fonologicamente sem importância, basicamente porque não podia ser "lida". Foi preciso o discernimento de uma nova geração de linguistas — linguistas que muitas vezes são, eles próprios, surdos ou usuários nativos da língua de sinais, com capacidade para analisar os refinamentos dessa língua com base na experiência própria, "de participante" — para trazer à luz a importância dessas sequências nos sinais (e entre eles). Os irmãos Supalla, Ted e Sam, entre outros, foram pioneiros nesse empreendimento. Por exemplo, num trabalho basilar de 1978, Ted Supalla e Elissa Newport demonstraram que diferenças de movimento muito sutilmente detalhadas podiam distinguir alguns substantivos de verbos relacionados: antes, julgava-se (isso vale para Stokoe, por exemplo) que existia um único sinal para indicar "sentar" e "cadeira" — mas Supalla e Newport mostraram que os sinais para esses dois termos eram diferenciados de um modo sutil mas crucial.[49]

Os estudos mais sistemáticos sobre o uso do tempo na língua de sinais foram os de Scott Liddell e Robert Johnson e seus colegas do Gallaudet. Liddell e Johnson consideram a comunicação por sinais não uma sucessão de configurações instantâneas "congeladas" no espaço, e sim contínua e ricamente moduladas no tempo, com um dinamismo de movimentos e "pausas" análogo ao da música ou da fala. Esses pesquisadores apontaram muitos tipos de qualidades sequenciais nos sinais da ASL — sequências de configurações das mãos, localizações, sinais não manuais, movimentos locais, movimentos e pausas —, além de uma segmentação interna (fonológica) no âmbito de cada sinal. O modelo de estrutura simultânea não é capaz de representar essas sequências, e pode, na verdade, impedir que sejam vistas. Assim, foi necessário substituir as velhas noções e descrições estáticas por novas, e com frequência muito elaboradas, notações dinâmicas, que lembram um pouco as notações da dança e da música.[50]

Ninguém acompanhou esses novos desdobramentos com mais interesse do que o próprio Stokoe, e ele se concentrou especificamente nos poderes da "linguagem em quatro dimensões":[51]

> A fala tem apenas uma dimensão — sua extensão no tempo; a escrita possui duas dimensões; os modelos, três; mas só as línguas de sinais têm à disposição quatro dimensões — as três dimensões espaciais acessíveis ao corpo da pessoa que faz os sinais e mais a dimensão temporal. E a língua de sinais explora plenamente as possibilidades sintáticas de seu canal de expressão tetradimensional.

O efeito disso, para Stokoe — e nessa opinião ele é apoiado pela intuição de artistas, dramaturgos e atores que se expressam na língua de sinais —, é que esta não possui meramente uma estrutura de prosa ou narrativa, mas também é essencialmente "cinemática":

> Numa língua de sinais [...] a narrativa deixa de ser linear e prosaica. Em vez disso, a essência da língua de sinais é fazer cortes de uma visão normal para um *close-up*, para uma tomada distante e novamente um *close-up* e assim por

diante, incluindo até mesmo cenas de *flashback* e *flash-forward*, exatamente como se faz na montagem de um filme. [...] Não só a própria comunicação por sinais é mais organizada como um filme montado do que qualquer narrativa escrita, mas além disso cada usuário da língua de sinais situa-se de um modo muito parecido com o de uma câmera: o campo e o ângulo de visão são dirigidos, mas variáveis. Não só quem faz os sinais mas também seu interlocutor têm consciência, o tempo todo, da orientação visual de quem está se comunicando com relação ao que ele está comunicando.

Portanto, nesta terceira década de estudos, a língua de sinais é considerada totalmente comparável à fala (em termos de sua fonologia, aspectos temporais, fluxos e sequências), porém com faculdades únicas, adicionais, de um tipo espacial e cinemático — uma expressão e transformação do pensamento ao mesmo tempo muito complexa e, no entanto, transparente.[52]

Desvendar essa estrutura tetradimensional imensamente complexa pode requerer um instrumental muitíssimo sofisticado, além de uma percepção quase no nível da genialidade.[53] No entanto, ela pode ser desvendada sem esforço, inconscientemente, por um usuário da língua de sinais de três anos de idade.[54]

O que ocorre na mente e no cérebro de uma criança de três anos usuária da língua de sinais que a torna esse gênio de sua língua, capacita-a a usar o espaço, a "linguistizar" o espaço desse modo assombroso? Que tipo de instrumental *ela* possui na cabeça? Ninguém julgaria, com base na experiência "normal" da fala e do falar, ou da compreensão da fala e do falar pelos neurologistas, que tal virtuosismo espacial poderia ocorrer. Talvez de fato isso não seja possível para o cérebro "normal" — ou seja, o cérebro de alguém que não teve contato bem cedo com a língua de sinais.[55] Qual é, então, a base neurológica dessa linguagem?

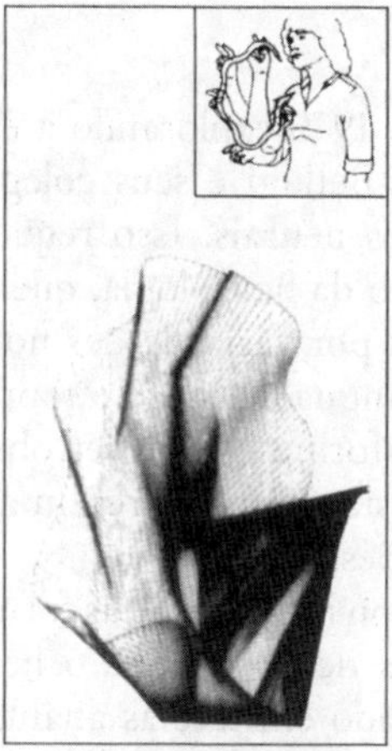

a

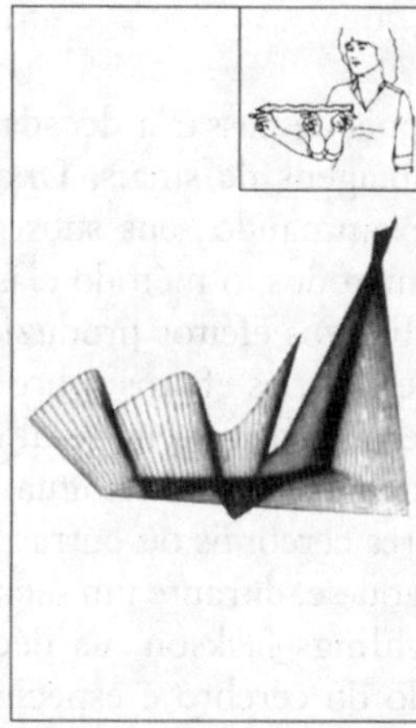

b

Olhar por toda a parte

Olhar ao longo de uma série

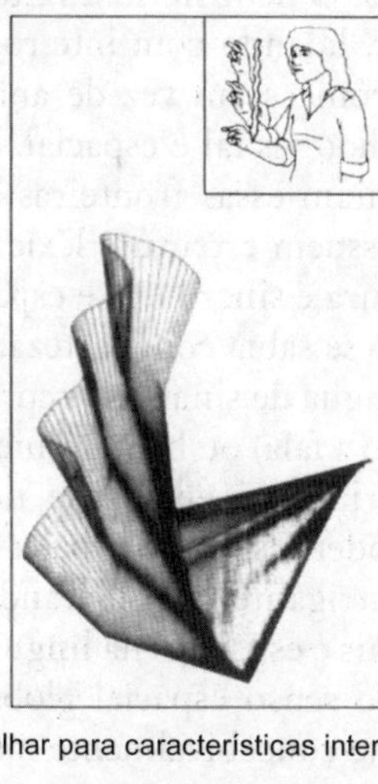

c

Olhar para características internas

Figura 2. Imagens geradas por computador mostrando três inflexões gramaticais diferentes do sinal OLHAR. A beleza de uma gramática espacial, com suas complexas trajetórias tridimensionais, é bem ilustrada por essa técnica (ver nota 53). (Reproduzido sob permissão de Ursulla Bellugi. The Salk institute for Biological Studies, La Jolla, Califórnia.)

* * *

Depois de passar a década de 1970 explorando a estrutura das linguagens de sinais, Ursula Bellugi e seus colegas estão agora examinando seus substratos neurais. Isso requer, entre outros métodos, o método clássico da neurologia, que consiste em analisar os efeitos produzidos por várias lesões no cérebro — nesse caso, os efeitos sobre a língua de sinais e sobre o processamento espacial em geral conforme podem ser observados em surdos usuários de língua de sinais que sofreram acidentes vasculares cerebrais ou outras lesões.

Julgou-se, durante um século ou mais (desde as formulações de Hughlings-Jackson, na década de 1870), que o hemisfério esquerdo do cérebro é especializado em tarefas analíticas, sobretudo na análise léxica e gramatical que possibilita o entendimento da língua falada. O hemisfério direito era considerado de função complementar, lidando com inteiros e não com partes, com percepções sincrônicas em vez de análises sequenciais e, sobretudo, com o mundo visual e espacial. As línguas de sinais claramente não respeitam essas fronteiras bem delimitadas — pois, por um lado, possuem estrutura léxica e gramatical, mas, por outro, essa estrutura é sincrônica e espacial. Assim, mesmo uma década atrás, não se sabia com certeza, considerando essas peculiaridades: se a língua de sinais era representada no cérebro unilateralmente (como a fala) ou bilateralmente; em que lado, se fosse unilateral, ela seria representada; se, no caso de uma afasia de sinais, a sintaxe poderia ser perturbada independentemente do léxico e, o mais intrigante, considerando o entrelaçamento das relações gramaticais e espaciais na língua de sinais, se o processamento espacial, o senso espacial global, poderia ter uma base neural diferente (e concebivelmente mais forte) nos surdos usuários da língua de sinais.

Essas foram algumas das questões que se impuseram a Bellugi e seus colegas no início de seus estudos.[56] Na época, informes apropriados a respeito dos efeitos de derrames e outras lesões cerebrais sobre o uso dos sinais eram raros, pouco claros e com frequência inadequadamente estudados — em parte por existir pouca diferenciação entre a soletração com os dedos e a língua de sinais. De fato, a primeira e principal descoberta de Bellugi foi que o hemisfério esquerdo do cérebro *é* essencial para a língua de sinais, tanto quanto para a fala, e que a língua de sinais usa algumas das mesmas vias neurais que são necessárias ao processamento da fala gramatical — mas, em adição, algumas vias normalmente associadas ao processamento visual.

Também Helen Neville demonstrou que a comunicação na língua de sinais usa predominantemente o hemisfério esquerdo; ela provou que a língua de sinais é "lida" com maior rapidez e precisão por seus usuários quando apresentada no campo visual direito (as informações de cada lado do campo visual sempre são processadas no hemisfério oposto). Isso também pode ser demonstrado, de um modo muito notável, observando-se os efeitos de lesões (por derrames etc.) em determinadas áreas do hemisfério esquerdo. Essas lesões podem provocar afasia para a língua de sinais — um dano à compreensão dessa linguagem análogo às afasias da fala. Essas afasias de sinais podem afetar de forma diferente o léxico ou a gramática (inclusive a sintaxe organizada espacialmente) da língua de sinais, bem como prejudicar a capacidade geral de "proposicionar" que Hughlings-Jackson considerou essencial para a linguagem.[57] Mas os afásicos usuários da língua de sinais *não* ficam prejudicados em outras capacidades visual-espaciais não linguísticas. (A gesticulação, por exemplo — os movimentos expressivos não gramaticais que todos nós fazemos [encolher os ombros, acenar em despedida, ameaçar com o punho fechado etc.] —, é preservada na afasia, embora a língua de sinais seja perdida, o que ressalta a distinção absoluta entre as duas formas de expressão. De fato, pacientes com afasia podem ser ensinados a usar o "Código Gestual Ameríndio", mas não são capazes de usar a língua de sinais, assim como não conseguem usar a fala.[58]) Ao contrário, os usuários da língua de sinais com derrames no hemisfério direito podem apresentar grave desorganização espacial, uma incapacidade de perceber perspectivas e, às vezes, negligência do lado esquerdo do espaço — mas não são afásicos, conservando a perfeita capacidade para comunicar-se em língua de sinais apesar de seus graves déficits visual-espaciais. Portanto, os usuários da língua de sinais apresentam a mesma lateralidade cerebral que os falantes, muito embora sua língua seja inteiramente de natureza visual-espacial (e, como tal, se poderia esperar que fosse processada no hemisfério direito).

Essa constatação, refletindo bem, é ao mesmo tempo espantosa e óbvia, levando a duas conclusões. Num nível neurológico, ela confirma que a língua de sinais *é* uma língua e é tratada como tal pelo cérebro, apesar de ser visual em vez de auditiva e espacial em vez de sequencialmente organizada. E, sendo uma língua, ela é processada pelo hemisfério cerebral esquerdo, o qual é biologicamente especializado exatamente para essa função.

O fato de a língua de sinais ter por base o hemisfério esquerdo, apesar de sua organização espacial, indica que existe uma representação do espaço "linguístico" no cérebro completamente diferente da do espaço ordinário, "topográfico". Bellugi apresenta uma confirmação notável e surpreendente disso. Uma das pessoas que foi sujeito de suas pesquisas, Brenda I., com uma grande lesão no hemisfério direito, apresentava extrema negligência do lado esquerdo do espaço, de modo que, ao descrever seu quarto, punha todas as coisas desordenadamente do lado direito, deixando o esquerdo inteiramente vazio. O lado esquerdo do espaço — do espaço topográfico — não existia mais para ela (fig. 3 a-b). Porém, quando se comunicava na língua de sinais, ela estabelecia as localizações espaciais e executava os sinais livremente, usando todo o espaço de cada sinal, inclusive o lado esquerdo (fig. 3c). Portanto, seu espaço perceptivo, seu espaço topográfico, uma função do hemisfério direito, estava gravemente defectivo; mas seu espaço linguístico, seu espaço sintático, uma função do hemisfério esquerdo, permanecia absolutamente intacto.

Assim, desenvolve-se nos usuários da língua de sinais um modo novo e extraordinariamente refinado de representar o espaço; um novo *tipo* de espaço, um espaço formal, que não tem análogo entre nós, que não sabemos usar essa língua.[59] Isso reflete um desenvolvimento neurológico totalmente inusitado. É como se nos usuários da língua de sinais o hemisfério esquerdo "assumisse" a esfera da percepção visual-espacial, modificando-a, aguçando-a de um modo sem precedentes, conferindo-lhe um caráter novo, altamente analítico e abstrato, possibilitando uma língua e uma concepção visuais.[60]

Somos levados a pensar que talvez essa capacidade linguístico-espacial não seja a única evolução especial que ocorre nos usuários da língua de sinais. Será que eles desenvolvem outras capacidades visual-espaciais não linguísticas? Torna-se possível uma nova forma de *inteligência* visual? Essa questão levou Bellugi e seus colegas a iniciar um fascinante estudo de cognição visual em surdos usuários da língua de sinais.[61] Eles compararam o desempenho de crianças surdas que aprenderam a língua de sinais como primeira língua com o de crianças ouvintes que não conhecem essa língua, por meio de uma bateria de testes visual-espaciais. Nos testes de construção espacial, as crianças surdas tiveram resultados muito melhores do que as ouvintes e, de fato, muito melhores do que o "normal". Os resultados foram semelhantes nos testes de organização espacial — a capacidade de perceber um todo a partir de partes desorganizadas, a capacidade de perceber (ou conceber) um objeto. Aqui, novamente, as crianças surdas de quatro anos saíram-se extraordinariamente bem, obtendo resultados que alguns alunos ouvintes do curso secundário não seriam capazes de alcançar. Com um teste de reconhecimento facial — o teste Benton, que mede o reconhecimento facial e a transformação espacial — as crianças surdas mais uma vez colocaram-se notavelmente à frente das ouvintes e muito além dos padrões cronológicos.

Talvez os resultados mais notáveis sejam os dos testes com crianças surdas e ouvintes de Hong Kong, onde Bellugi investigou a capacidade dessas crianças para perceber e recordar pseudocaracteres chineses sem significado apresentados como

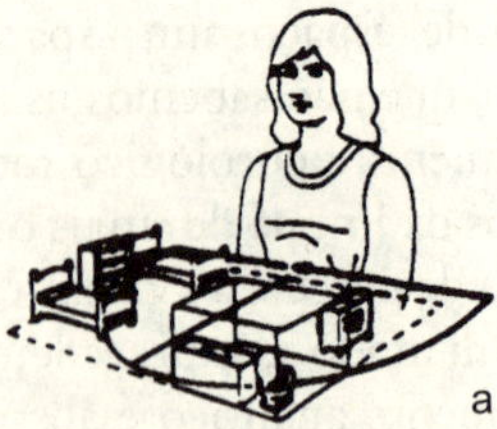

Disposição espacial correta

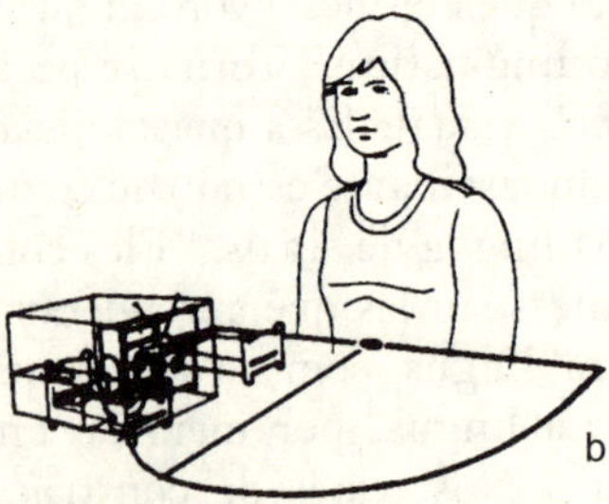

Disposição espacial distorcida descrita na língua de sinais

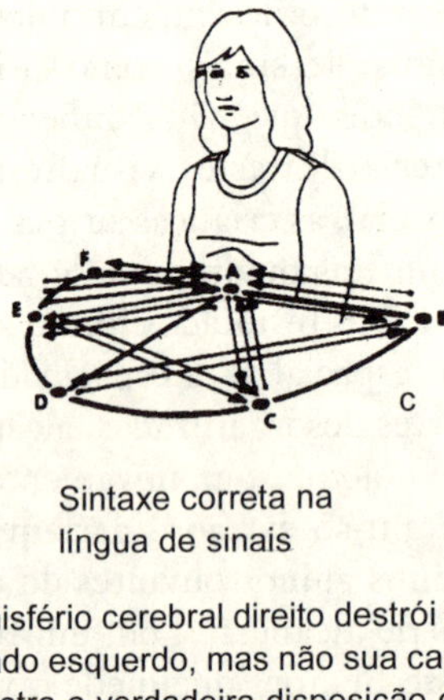

Sintaxe correta na língua de sinais

Figura 3. Uma extensa lesão no hemisfério cerebral direito destrói em Brenda I. a capacidade de "mapear" do lado esquerdo, mas não sua capacidade de usar a sintaxe. A figura (a) mostra a verdadeira disposição dos objetos no quarto de Brenda caso fosse descrita corretamente na língua de sinais. Figura (b): ao descrever seu quarto, Brenda deixa vazio o lado esquerdo, e (mentalmente) amontoa toda a mobília do lado direito do quarto. Ela não é mais capaz sequer de imaginar a "qualidade de esquerdo". Figura (c): mas ao comunicar-se na língua de sinais, Brenda usa todo o espaço, inclusive o lado esquerdo, para representar as relações sintáticas. (Reproduzido sob permissão de H. Poizner, E. S. Klima, U. Bellugi. *What the hands reveal about the brain*. MIT Press/Bradford Books, 1987.)

rápidos padrões de luz. Nesse teste, as crianças surdas usuárias da língua de sinais saíram-se espantosamente bem — e as crianças ouvintes quase não conseguiram realizar a tarefa (ver fig. 4). As crianças surdas, ao que parece, conseguiam "decompor" esses pseudocaracteres, fazer uma análise espacial muito complexa, e isso auxiliava imensamente suas capacidades de percepção visual, permitindo-lhes "ver" os pseudocaracteres num relance. Mesmo quando o experimento foi repetido com adultos americanos surdos e ouvintes que desconheciam caracteres chineses, os surdos usuários da língua de sinais obtiveram resultados notavelmente melhores.

Esses testes, nos quais as crianças usuárias da língua de sinais mostram desempenhos em níveis muito acima dos normais (uma superioridade que é especialmente marcante nos primeiros anos de vida), ressaltam, todos, as habilidades visuais especiais aprendidas quando se adquire a língua de sinais. Como observa Bellugi, o teste de organização espacial abrange não só o reconhecimento e a nomeação de objetos, mas também a alternância mental, a percepção de formas e a organização espacial, tudo isso relevante para os fundamentos espaciais da sintaxe da língua de sinais. A habilidade de discriminar rostos e reconhecer variações sutis de expressão facial também é importantíssima para o usuário da língua de sinais, pois a expressão facial tem um papel essencial na gramática da ASL.[62]

A habilidade para separar configurações descontínuas, ou "quadros", de um fluxo contínuo de movimento (como foi feito com os pseudocaracteres chineses) revela outra aptidão importante dos usuários da língua de sinais — sua capacidade intensificada para "decompor movimentos". Isso é considerado análogo à capacidade de decompor e analisar a fala a partir de um padrão contínuo e sempre mutável de ondas sonoras. Todos nós possuímos essa aptidão na esfera auditiva — mas apenas os usuários da língua de sinais a possuem de um modo tão notável na esfera visual. E isso também, obviamente, é essencial para a compreensão de uma língua visual, que se estende tanto no tempo como no espaço.

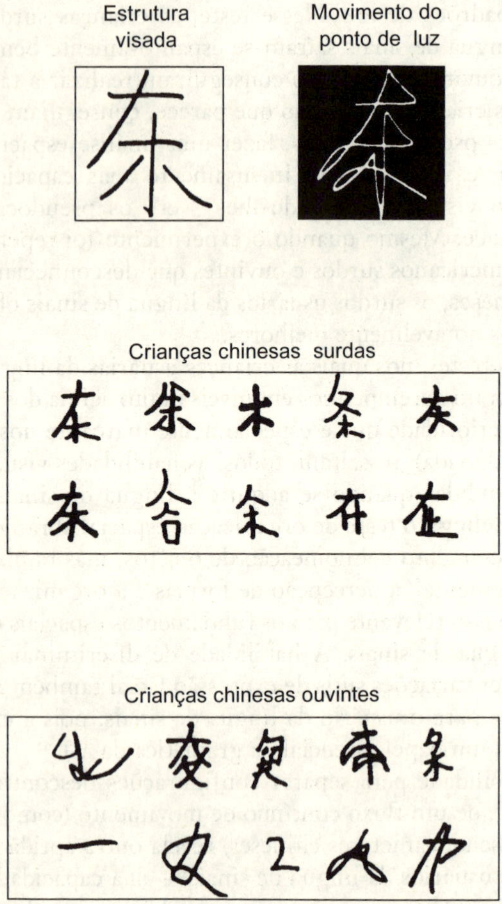

Figura 4. Quando lhes pedem para reproduzir um pseudocaractere chinês (apresentado como um ponto de luz em movimento), as crianças chinesas surdas saem-se extremamente bem, ao passo que as ouvintes têm péssimos resultados. (Reproduzido sob permissão de U. Bellugi, Q. Tzeng, E. S. Klima e A. Folk. "Dyslexia: perspectives from sign and script. In: A. Galaburda (ed.). *From reading to neurons*. MIT Press/Bradford Press, 1989.)

Será possível detectar uma base cerebral para essas intensificações da cognição espacial? Neville estudou os aspectos fisiológicos correlatos dessas mudanças perceptivas medindo as alterações nas reações elétricas do cérebro (potenciais evocados) a estímulos visuais, em especial movimentos no campo visual periférico.[63] (A percepção intensificada de estímulos desse tipo é crucial na comunicação da língua de sinais, pois os olhos do indivíduo que executa os sinais geralmente se fixam no rosto da pessoa com quem ele se comunica, e portanto os movimentos de sinais das mãos aparecem na periferia do campo visual.) Neville comparou essas reações em três grupos de pessoas: surdos usuários nativos da língua de sinais, ouvintes que não sabiam essa língua e ouvintes que tinham nela sua primeira língua (geralmente filhos de pais surdos).

Os surdos usuários da língua de sinais mostraram maior velocidade de reação a esses estímulos — associada a um aumento de potenciais evocados nos lobos occipitais do cérebro, as principais áreas de recepção da visão. Esses aumentos de velocidade e potenciais occipitais não foram observados em nenhuma das pessoas ouvintes estudadas, e parecem refletir um fenômeno compensatório: a intensificação de um sentido no lugar de outro (de modo semelhante, maiores sensibilidades auditivas podem ocorrer nos cegos).[64]

Mas também houve intensificações em níveis superiores: os sujeitos surdos apresentaram maior precisão para detectar a direção do movimento, especialmente quando este ocorreu no campo visual direito, e com isso coincidiu um aumento de potenciais evocados nas regiões parietais do hemisfério esquerdo. Essas intensificações foram observadas igualmente nas crianças ouvintes filhas de pais surdos, portanto devem ser consideradas não um efeito da surdez, mas da aquisição precoce da língua de sinais (que exige uma percepção muito superior dos estímulos visuais). Não é apenas a detecção do movimento no campo periférico que, nos usuários da língua de sinais, passa de uma função do hemisfério direito para uma função do hemisfério esquerdo. Neville e Bellugi obtiveram provas — de fato, bem antes ainda — de uma especialização semelhante do hemisfério esquerdo (e deslocamento da especialização "normal" do hemisfério direito) em surdos usuários da língua de sinais no caso de identificação de figuras, localização de pontos e reconhecimento de rostos.[65]

Mas as intensificações mais extraordinárias foram observadas nos surdos usuários da língua de sinais — e nestes, curiosamente, a intensificação de potenciais evocados disseminou-se, penetrando o lobo temporal esquerdo, o qual de maneira geral é considerado responsável por uma função puramente auditiva. Essa é uma descoberta notável e, desconfia-se, fundamental, pois indica que áreas normalmente auditivas estão sendo *realocadas*, nos surdos usuários da língua de sinais, para o processamento visual. Essa é uma das mais espantosas demonstrações da flexibilidade do sistema nervoso e do grau de sua adaptabilidade a um modo sensorial diferente.[66]

Uma descoberta como essa levanta questões fundamentais quanto ao grau em que o sistema nervoso, ou pelo menos o córtex cerebral, está preso a restrições genéticas inatas (com centros e localização fixos) — áreas "inexoravelmente formadas", "pré-programadas" ou "predestinadas" para funções específicas) e quanto ao grau em que ele é flexível e pode ser modificado pelas particularidades da experiência sensorial. Os célebres experimentos de Hubel e Wiesel demonstraram que o córtex visual pode ser modificado de forma substancial por estímulos visuais, mas não esclarecem o quanto os estímulos meramente desencadeiam potenciais inatos e o quanto eles de fato moldam esses potenciais. Os experimentos de Neville indicam que a função é moldada pela experiência — pois dificilmente alguém suporia que o córtex auditivo está "aguardando" uma surdez, ou um estímulo visual, para tornar-se visual e mudar seu caráter. É dificílimo explicar essas descobertas sem recorrer a uma teoria de um tipo radicalmente diferente, que não vê o sistema nervoso como uma máquina universal, inexoravelmente formada e pré-programada para (potencialmente) tudo, considerando, em vez disso, que ele se *torna* diferente, que é livre para assumir formas completamente diferentes, respeitando as limitações das possibilidades genéticas.

Para compreender a importância dessas descobertas, precisamos também de um modo diferente de considerar os hemisférios cerebrais, suas diferenças e seus papéis dinâmicos na execução de tarefas cognitivas. Esse modo foi fornecido por Elkhonon Goldberg e seus colegas numa série de trabalhos experimentais e teóricos.[67]

Classicamente, considera-se que os dois hemisférios cerebrais têm funções fixas (ou "consignadas") e mutuamente exclusivas: linguística/não linguística, sequencial/simultânea e analítica/gestalt são algumas das dicotomias sugeridas. Esse modo de ver colide com óbvias dificuldades quando lidamos com uma língua visual-espacial.

Goldberg primeiro amplia o domínio da "língua" para o de "sistemas descritivos" em geral. Esses sistemas descritivos, na formulação desse pesquisador, constituem superestruturas impostas a sistemas elementares de "detecção de características" (por exemplo, os do córtex visual), existindo em operação na cognição normal uma variedade desses sistemas (ou "códigos"). Um desses sistemas, evidentemente, é a linguagem natural, mas pode haver outros — como linguagens matemáticas formais, notação musical, jogos etc. (na medida em que estes são codificados por notações especiais). É característico de todos esses sistemas o fato de a pessoa primeiro lidar com eles de um modo hesitante, inseguro, mas depois adquirir uma perfeição automática. Assim, deve haver para essas tarefas, e para todas as tarefas cognitivas, dois modos de executá-las, duas "estratégias" cerebrais, e uma mudança (com a aquisição de habilidade) de uma para a outra. O papel do hemisfério direito, assim concebido, é crítico para lidar com situações *inusitadas*, para as quais ainda não existe nenhum sistema descritivo ou código estabelecido — e também se julga que ele tem um papel na montagem desses códigos. Assim que esse código é montado, ou emerge, ocorre uma transferência de função do hemisfério direito para o esquerdo, pois este último controla todos os processos que são organizados segundo essas gramáticas ou códigos. (Assim, uma tarefa linguística nova, muito embora seja linguística, de início será processada predominantemente pelo hemisfério direito, e só depois passará a um processamento rotineiro como função do hemisfério esquerdo. E inversamente, uma tarefa visual-espacial, muito embora seja visual-espacial, se puder ser alicerçada numa notação ou código, passará a mostrar uma superioridade no hemisfério esquerdo.[68]

Com uma perspectiva dessas — tão diferente das doutrinas clássicas das especificidades hemisféricas fixas — podemos entender o papel da experiência *do indivíduo* e o desenvolvimento deste, quando passa das primeiras tentativas hesitantes (em tarefas linguísticas ou outras tarefas cognitivas) à perícia e perfeição.[69] (Nenhum hemisfério é "mais avançado" ou "melhor" do que o outro; eles são meramente apropriados para diferentes dimensões e estágios do processamento. Os dois são complementares e interagem; e, pelo esforço conjunto, permitem o domínio de novas tarefas.) Essa concepção deixa claro, sem paradoxo, que a língua de sinais (embora visual-espacial) pode tornar-se uma função do hemisfério esquerdo e que muitos outros tipos de habilidade visual — da percepção do movimento à de padrões, da percepção da relação espacial à de expressões faciais —, por terem se tornado uma parte da comunicação na língua de sinais, serão levados junto com esta, à medida que ela se desenvolve, passando também a ser funções do hemisfério esquerdo. Podemos entender por que o usuário da língua de sinais torna-se uma espécie de "perito" visual de várias maneiras, em determinadas tarefas não linguísticas assim como nas linguísticas — por que ele pode desenvolver não apenas a linguagem visual mas também uma especial sensibilidade e inteligência visual.

Precisamos de mais provas conclusivas sobre o desenvolvimento de uma visualidade "superior", de um estilo visual, comparáveis às evidências que Bellugi e Neville apresentaram com respeito à intensificação das funções visuais-cognitivas "inferiores" nos surdos.[70] Até agora, dispomos principalmente de breves relatos e informes; mas estes últimos são extraordinários e merecem muita atenção. Até mesmo Bellugi e seus colegas, que raramente se afastam da descrição científica rigorosa, são levados a incluir, de passagem, em seu livro *What the hands reveal about the brain*, o seguinte informe conciso:[71]

> Encontramos pela primeira vez em forma plenamente desenvolvida esse aspecto de mapeamento no uso da língua de sinais quando um amigo surdo que nos fazia uma visita estava contando a respeito de sua mudança para uma nova casa. Durante uns cinco minutos, ele descreveu o chalé com jardim onde está morando agora — aposentos, disposição, mobília, janelas, paisagem e assim por diante. Descreveu em detalhes primorosos, e com sinais tão explícitos, que ficamos com a impressão de que ele esculpiu todo o chalé, o jardim, as colinas, as árvores e tudo o mais diante de nós.

O que está narrado acima é (para nós, outros) difícil de imaginar — precisa ser visto. Assemelha-se muito ao que os pais de Charlotte contam sobre ela — sua habilidade para criar uma paisagem real (ou fictícia) com tanta precisão, plenitude e vividez que transporta o observador. O uso dessa capacidade descritiva, pictórica, acompanha o emprego da língua de sinais — embora esta não seja em absoluto uma "língua pictórica".

O outro lado dessa perícia linguística, e dessa perícia visual de um modo geral, é a função linguística e intelectual tragicamente deficiente que pode afligir grande número de crianças surdas. Está claro que as elevadas competências linguísticas e visuais dos surdos funcionalmente capazes levam ao estabelecimento de uma acentuada lateralidade cerebral, com o deslocamento das funções da linguagem (e também das funções visuais-cognitivas em geral) para o hemisfério *esquerdo*, o qual se apresenta bem desenvolvido. Mas qual será, ficamos imaginando, a situação, sob o aspecto neurológico, dos surdos funcionalmente deficientes?

Rapin surpreendeu-se com uma "deficiência linguística

marcante" em muitas das crianças surdas com quem trabalha — especificamente, uma incapacidade de entender formas interrogativas, de compreender a estrutura de sentenças — uma incapacidade de manipular o código linguístico. Schlesinger mostra-nos outras dimensões dessa deficiência, dimensões que a expandem do campo linguístico para o intelectual: os surdos com funções deficientes, na descrição dessa pesquisadora, não só têm dificuldade para entender as perguntas, mas também se referem apenas aos objetos do meio imediato, não concebem o que é remoto ou eventual, não formulam hipóteses, não avançam na direção de categorias superordenadas e são, em geral, restritos a um mundo pré-conceitual, perceptivo. Schlesinger julga que as elocuções dessas pessoas são um tanto deficientes nos aspectos sintático e semântico, mas que são também, claramente, deficientes num sentido muito mais profundo.

Como, então, deveríamos caracterizar sua deficiência? Precisamos de um outro tipo de caracterização, que transcenda as usuais categorias linguísticas de sintaxe, semântica, fonética. Uma caracterização como essa foi, mais uma vez, fornecida por Goldberg em suas reflexões sobre a "fala isolada do hemisfério direito".[72] A linguagem associada ao hemisfério direito permite relações referenciais *ad hoc* (indicar, rotular, isto-aqui-agora) — possibilita o estabelecimento de uma base referencial de um código linguístico —, mas não pode ir além disso para permitir manipulações do código ou derivações internas dentro de seus limites. Em termos mais gerais, o funcionamento do hemisfério direito restringe-se à organização perceptiva e não pode mudar para uma organização léxica categórica, baseada em definições; ele é (usando o termo de Zaidel) "experiencial" apenas e não pode abranger o "paradigmático".[73]

Esse processamento referencial, com total ausência de manipulação de regras, é precisamente o que encontramos nas pessoas surdas que têm deficiência linguística. Sua linguagem, sua organização léxica, é *como* a das pessoas cuja fala depende do hemisfério direito. Essa condição, em geral, associa-se a dano no hemisfério esquerdo, sofrido já depois da infância, mas poderia surgir como um acidente no desenvolvimento — como uma falha na passagem de um funcionamento inicial, semiperceptivo, do hemisfério direito, para um funcionamento maduro, totalmente linguístico, do hemisfério esquerdo.

Existe alguma evidência de que isso realmente ocorre nas pessoas surdas linguisticamente deficientes, de funcionamento inferior? Lenneberg questionou a ideia de que um grande número de surdos congênitos pudesse apresentar uma lateralidade cerebral mal definida, embora na época (1967) ainda não houvesse um delineamento preciso das capacidades e características léxicas diferenciais dos hemisférios isoladamente. A questão foi estudada, sob o aspecto neurofisiológico, por Neville, que escreveu: "Se a experiência da língua realmente influi no desenvolvimento cerebral, então os aspectos da especialização cerebral terão de ser diferentes nas pessoas surdas e ouvintes quando leem em inglês". E, de fato, ela constatou que a maioria dos surdos por ela testados não apresenta o padrão de especialização do hemisfério esquerdo observado nos ouvintes. Segundo ela, isso ocorre porque lhes falta a plena competência gramatical na língua inglesa. E, efetivamente, quatro pessoas estudadas por Neville que eram surdas congênitas e empregavam a gramática inglesa com perfeição apresentaram especialização "normal" do hemisfério esquerdo. Assim, nas palavras de Neville, "a competência gramatical é necessária e suficiente para a especialização do hemisfério esquerdo — se ocorrer cedo".

Está claro, com base nas descrições fenomenológicas de Rapin e Schlesinger e nas evidências neurofisiológicas e comportamentais obtidas por Neville, que a experiência da língua pode alterar flagrantemente o desenvolvimento cerebral e que, se ela for muito deficiente ou de alguma outra forma anômala, pode atrasar a maturação do cérebro, impedindo o desenvolvimento adequado do hemisfério esquerdo, efetivamente restringindo a pessoa a um tipo de linguagem dependente do hemisfério direito.[74]

Não está claro qual pode ser a duração desses atrasos; as

observações de Schlesinger indicam que, se não forem impedidos, eles podem durar a vida inteira. Mas eles podem ser atenuados, e até mesmo revertidos, pelo tipo certo de intervenção mais tarde, na adolescência.[75] Assim, Braefield, uma escola primária, apresenta um quadro horrível, mas seus alunos — ou muitos deles —, alguns anos mais tarde, na adolescência, podem estar mostrando resultados melhores em Lexington, uma escola secundária, por exemplo. (E, de um modo muito diferente da "intervenção", pode ocorrer uma descoberta tardia do mundo surdo, o que pode proporcionar uma intimidade linguística e uma cultura e comunidade, um "finalmente em casa" que talvez compense um pouco o isolamento dos primeiros anos.)

Esses são, portanto, em termos muito gerais, os riscos neurológicos da surdez congênita. Nem a língua nem as formas superiores de desenvolvimento cerebral ocorrem "espontaneamente"; dependem da exposição à língua, da comunicação e uso apropriado da língua. Se as crianças surdas não forem expostas bem cedo a uma língua ou comunicação adequada, pode ocorrer um atraso (até mesmo uma interrupção) na maturação cerebral, com uma contínua predominância de processos do hemisfério direito e um retardamento na "troca" hemisférica. Mas se a língua, um código linguístico, puder ser introduzida na puberdade, a forma do código (fala ou sinais) não parece importar; importa apenas que seja boa o suficiente para permitir a manipulação interna — e então a mudança normal para a predominância do hemisfério esquerdo poderá ocorrer. E se a língua primária for a de sinais, haverá, adicionalmente, uma intensificação de muitos tipos de habilidade visual-cognitiva, tudo acompanhado de uma mudança da predominância do hemisfério direito para a do esquerdo.[76]

Algumas observações fascinantes foram feitas há bem pouco tempo com respeito à propensão do cérebro para uma língua de sinais quando em contato com esta — em especial, sua propensão para formas semelhantes à ASL ou (em termos mais gerais) semelhantes a uma língua de sinais, *independentemente* da forma de língua sinalizada a que ele for exposto. Por exemplo, James Paul Gee e Wendy Goodhart demonstraram de um modo notável que quando crianças surdas são expostas a formas sinalizadas do inglês (inglês codificado para as mãos), mas *não* à ASL, elas "tendem a inventar formas afins da ASL mesmo dispondo de pouca ou nenhuma informação sobre essa língua".[77] Eis uma descoberta espantosa: uma criança que nunca teve contato com a ASL ainda assim desenvolve formas afins dessa língua.

Elissa Newport e Ted Supalla demonstraram que crianças elaboram a ASL com perfeição gramatical mesmo quando são expostas à ASL usada imperfeitamente (o que ocorre com grande frequência) — uma clara ilustração de uma competência gramatical inata do cérebro.[78] As descobertas de Gee e Goodhart vão além, mostrando que o cérebro se move inevitavelmente em direção a formas afins da ASL, e até mesmo "converte" formas não afins da ASL em formas afins dessa língua. "A língua de sinais é mais próxima da linguagem da mente", como afirma Edward Klima, e, portanto, mais "natural" do que qualquer outra coisa quando a criança em desenvolvimento tem necessidade de desenvolver uma língua na modalidade manual.

Sam Supalla apresentou uma confirmação independente desses estudos.[79] Concentrando-se em especial no tipo de dispositivos usados para marcar relações gramaticais (os quais são todos espaciais na ASL, mas inteiramente sequenciais no inglês em sinais, assim como no inglês falado), ele descobriu que as crianças surdas expostas apenas ao inglês em sinais *substituem* os dispositivos gramaticais deste por outros puramente espaciais, "semelhantes aos encontrados na ASL ou outras línguas de sinais naturais". Supalla afirma que esses dispositivos espaciais são "espontaneamente criados" ou desenvolvidos.

Já há muitos anos sabe-se que o inglês em sinais é desajeitado e penoso para seus usuários: "Os surdos", escreveu Bellugi, "comentaram conosco que, embora consigam processar cada item à medida que surge, têm dificuldade para processar o conteúdo da mensagem como um todo quando todas as informações são expressas no fluxo de sinais como elementos sequenciais".[80] Essas dificuldades, que não diminuem com o uso, devem-se a limitações neurológicas fundamentais — em especial, da memória de curto prazo e do processamento cognitivo. Nenhuma dessas dificuldades ocorre com a ASL, que, com seus recursos espaciais, adapta-se com perfeição a um modo visual e pode ser facilmente comunicada e entendida com grande rapidez. Os adultos surdos sentem como uma dificuldade e esforço excessivo a sobrecarga da memória de curto prazo e da capacidade cognitiva que ocorre com o inglês em sinais. Mas nas crianças surdas, que ainda possuem a capacidade de *criar* estruturas gramaticais — hipótese de Supalla —, as dificuldades cognitivas contidas na tentativa de aprender a fala sinalizada obrigam essas crianças a criar suas próprias estruturas linguísticas, a criar ou desenvolver uma gramática espacial.

Se as crianças surdas forem expostas apenas ao inglês em sinais, Supalla mostrou ainda, poderão apresentar "prejuízo do potencial para aquisição e processamento natural da língua", prejuízo da capacidade de criar e compreender gramática, a menos que consigam criar suas próprias estruturas linguísticas. Felizmente, sendo crianças, e estando ainda numa idade "chomskiana", elas *são* capazes de criar suas próprias estruturas linguísticas, sua própria gramática espacial. Recorrem a isso a fim de assegurar sua própria sobrevivência linguística.

Essas descobertas sobre a criação espontânea da língua de sinais por crianças, ou de estruturas linguísticas afins da língua de sinais, podem ser muito importantes para elucidar a origem e a evolução da língua de sinais em geral. Pois parece que o sistema nervoso, diante das limitações da linguagem num meio visual, bem como das limitações fisiológicas da memória de curto prazo e do processamento cognitivo, *tem* de desenvolver o tipo de estruturas linguísticas, o tipo de organização espacial que encontramos na língua de sinais. E isso encontra sólidas confirmações circunstanciais no fato de que todas as línguas de sinais nativas — e existem várias centenas, no mundo todo, que evoluíram separada e independentemente onde quer que haja grupos de pessoas surdas[81] —, *todas* as línguas de sinais nativas possuem uma estrutura espacial muito semelhante. Nenhuma delas tem a mínima semelhança com o inglês em sinais ou com a fala em sinais. Todas apresentam, sob suas diferenças específicas, alguma semelhança genérica com a ASL. Não existe uma língua de sinais universal, mas existem, ao que parece, universais em todas as línguas de sinais, universais não apenas de significado, mas de forma gramatical.[82]

Há boas razões para supor (embora as evidências sejam circunstanciais e não diretas) que a competência linguística geral é determinada pela genética e essencialmente igual em todos os seres humanos. Mas a forma particular da gramática que Chomsky denomina gramática "superficial" (seja ela a gramática — do inglês, do chinês ou da língua de sinais) — é determinada pela experiência do indivíduo; não é uma dotação genética, mas uma realização epigenética. Ela é "aprendida", ou talvez devêssemos dizer, pois estamos lidando com algo primitivo e pré-consciente, ela *evolui* por meio da interação de uma competência linguística geral (ou abstrata) com as particularidades da experiência — uma experiência que, nos surdos, é distinta, e de fato única, porque ocorre num modo visual.

O que Gee e Goodhart, bem como Samuel Supalla, observam *é* uma evolução, uma surpreendente (e radical) modificação de formas gramaticais, sob a influência dessa necessidade visual. Eles descrevem uma mudança, uma forma gramatical mudando visivelmente diante dos olhos, adquirindo um caráter espacial, à medida que o inglês em sinais é "transformado" numa língua afim da ASL. Descrevem uma evolução de formas gramaticais — mas uma evolução que ocorre ao longo de alguns meses.

A língua modifica-se de forma ativa, o próprio cérebro modifica-se de forma ativa, à medida que desenvolve uma capacidade inteiramente nova de "linguistizar" o espaço (ou "espacializar" a língua). Quando o cérebro faz isso, simultaneamente desenvolve todas as demais intensificações visuais-cognitivas, porém não linguísticas, mencionadas por Bellugi e Neville. Deve haver mudanças e reorganizações fisiológicas e anatômicas (se ao menos pudéssemos vê-las!) na microestrutura do cérebro. Neville concebe o cérebro como apresentando, de início, uma grande exuberância e flexibilidade neurônica, tudo isso sendo subsequentemente "podado" pela experiência, ora com o reforço de sinapses, conexões entre células nervosas, ora inibindo-as ou suprimindo-as, conforme as pressões concorrentes de diferentes estímulos sensoriais. Está claro que a dotação genética sozinha não pode explicar toda a complexidade das conexões do sistema nervoso — quaisquer que sejam as constantes predeterminadas, uma diversidade adicional emerge durante o desenvolvimento. Esse desenvolvimento pós-natal, ou epigênese, é o interesse central do trabalho de Jean-Pierre Changeux.[83]

Mas uma sugestão mais radical, na verdade um modo de pensar totalmente diferente, foi recentemente apresentada por Gerald Edelman.[84] A unidade de seleção para Changeux é o neurônio individual; a unidade de seleção para Edelman é o grupo neurônico, e é só nesse nível, com a seleção de diferentes grupos ou populações neuronais sob pressões concorrentes, que podemos afirmar que ocorre a *evolução* (distinta do mero crescimento ou desenvolvimento). Isso permite a Edelman produzir um modelo que é de natureza essencialmente biológica, e de fato darwiniana.[85] Darwin supôs que a seleção natural ocorre nas populações em resposta a pressões ambientais. Edelman considera que isso continua *no organismo* (fala aqui em "seleção somática"), determinando o desenvolvimento individual do sistema nervoso. O fato de que *populações* de células nervosas, e não meramente células individuais, estão envolvidas dá margem a potenciais de mudança muito mais complexos.

A teoria de Edelman fornece uma imagem pormenorizada de como se podem formar "mapas" neurais que permitem a um animal adaptar-se (sem programas inatos ou instruções) a desafios perceptivos totalmente novos, criar ou construir novas formas e categorizações perceptivas, novas orientações, novos modos de relacionar-se com o mundo. Essa é precisamente a situação da criança surda: ela é lançada numa situação perceptiva (e cognitiva e linguística) para a qual inexiste um precedente genético e não há um professor para ajudá-la; e mesmo assim, se lhe for dada uma pequena chance, ela desenvolverá formas radicalmente novas de organização neural, mapeamentos neurais, que lhe permitirão dominar o mundo da linguagem e articulá-lo, de um modo inusitado. É difícil imaginar um exemplo mais eloquente de seleção somática, de darwinismo neural em ação.[86]

Ser surdo, nascer surdo, coloca a pessoa numa situação extraordinária; expõe o indivíduo a uma série de possibilidades linguísticas e, portanto, a uma série de possibilidades intelectuais e culturais que nós, outros, como falantes nativos num mundo de falantes, não podemos sequer começar a imaginar. Não somos privados nem desafiados linguisticamente como os surdos: jamais corremos o risco da ausência de uma língua, da grave incompetência linguística; mas também não descobrimos, ou criamos, uma língua surpreendentemente nova.

O inqualificável experimento do rei Psamético — ordenar que duas crianças fossem criadas por pastores que foram proibidos de falar com elas, para saber que língua (se é que haveria alguma) elas falariam naturalmente — repete-se, potencialmente, com todas as crianças natissurdas.[87] Um número reduzido — talvez 10% delas — são filhas de pais surdos, expostas desde o início à língua de sinais, e se tornam usuárias nativas dessa língua. As demais têm de viver num mundo auditivo-oral, mal equipado biológica, linguística e emocionalmente para lidar com elas. A surdez em si não é o infortúnio; o infortúnio sobrevém com o colapso da comunicação e da linguagem. Se a comunicação não pode ser obtida, se a criança não é exposta à língua e ao diálogo apropriados, verificamos todos os reveses mencionados por Schlesinger — reveses ao mesmo tempo linguísticos, intelectuais, emocionais e culturais. Estes se impõem, em maior ou menor grau, à maior parte dos que nascem surdos:

"As crianças surdas, em sua maioria, crescem como estranhas na própria família", observa Schein.[88]

Contudo, nada disso precisa acontecer. Embora os perigos que ameaçam uma criança surda sejam muito grandes, por sorte eles são inteiramente evitáveis. Ter um filho surdo, filhos gêmeos, um filho cego ou um filho prodígio requer flexibilidade e engenhosidade especiais dos pais.[89] Muitos pais de crianças surdas sentem-se impotentes diante de tamanha barreira de comunicação com o filho, e a possibilidade de uma barreira assim ser derrubada é um tributo à adaptabilidade tanto dos pais como da criança.

Por fim, ainda muito raramente, há os surdos que se saem bem, ao menos no que respeita a concretizar suas capacidades inatas. Para isso, é fundamental a aquisição de uma língua numa idade "normal", no início da vida — essa primeira língua pode ser a de sinais ou a falada (como vemos nos casos de Charlotte e Alice), pois é a *língua*, e não qualquer língua específica, que desperta a competência linguística e, com isso, também a competência intelectual. Assim como os pais de crianças surdas têm de ser, em certo sentido, "superpais", também as crianças surdas precisam ser, ainda mais obviamente, "supercrianças". Desse modo, Charlotte, aos seis anos, já lê com fluência e demonstra uma verdadeira e espontânea paixão pela leitura. Já aos seis anos ela é bilíngue e bicultural — enquanto a maioria de nós passa a vida inteira com uma só língua e uma só cultura. Tais diferenças podem ser positivas e criativas, podem enriquecer a natureza e a cultura humana. E esse, se preferirmos, é o outro lado da surdez — as capacidades especiais da visualidade e da língua de sinais. A aquisição da gramática da língua de sinais ocorre de um modo muito semelhante à da gramática da fala, e mais ou menos na mesma idade — podemos considerar que a estrutura profunda de ambas é idêntica. A capacidade "proposicional" de ambas é idêntica. As propriedades formais de ambas são idênticas, embora empreguem, como observam Petitto e Bellugi, tipos diferentes de signos, diferentes tipos de informações, diferentes sistemas sensoriais, diferentes estruturas de memória e talvez diferentes estruturas neurais.[90] As propriedades formais da língua de sinais e da língua falada são idênticas, assim como sua intenção comunicativa. Contudo, serão elas, ou poderão ser, de algum modo, profundamente diferentes?

Chomsky nos lembra de que Humboldt "introduziu uma distinção adicional entre a forma de uma língua e o que ele denomina 'caráter' dessa língua [...] [sendo este último] determinado pela maneira como a língua é *usada*, devendo, assim, ser distinguido de suas estruturas sintática e semântica, as quais são uma questão de forma, não de uso". Existe, de fato, um certo risco (como ressaltou Humboldt) de que, ao examinar cada vez mais profundamente a forma de uma língua, possamos de fato esquecer que ela tem um significado, um caráter, um uso. A língua não é apenas um esquema formal (embora seja, verdadeiramente, o mais maravilhoso de todos os esquemas formais), e sim a mais exata expressão de nossos pensamentos, nossas aspirações, nossa visão do mundo. O "caráter" de uma língua, conforme descreve Humboldt, é de natureza essencialmente criativa e cultural, possui uma qualidade genérica, é seu "espírito", e não apenas seu "estilo". Nesse sentido, o inglês possui um caráter diferente do alemão, e a língua de Shakespeare é diferente da de Goethe. A identidade cultural ou pessoal é diferente. Mas a língua de sinais difere da falada mais do que qualquer língua falada difere de outra. Poderia haver aqui uma identidade "orgânica" radicalmente diferente?

Basta observar duas pessoas comunicando-se na língua de sinais para percebermos que esta possui uma qualidade divertida, um estilo muito diferente do da língua falada. Seus usuários tendem a improvisar, a brincar com os sinais, a trazer todo o seu humor, sua imaginação, sua personalidade para o que estão comunicando, de modo que o uso da língua de sinais não é só a manipulação de símbolos segundo regras gramaticais, mas, irredutivelmente, a voz do usuário — uma voz com uma força especial, porque é emitida, de um modo muito imediato, com o corpo. Pode-se ter ou imaginar uma fala sem um corpo, mas não se pode ter uma língua de sinais sem um corpo. O corpo e a alma do usuário dessa língua, sua identidade humana única, expressam-se continuamente no ato de comunicar-se.

A língua de sinais talvez tenha uma origem diferente da falada, pois surge dos gestos, da representação emocional-motora espontânea.[91] E, embora a língua de sinais seja totalmente formalizada e regida pela gramática, ela é em grande medida icônica, conservando muitos traços de suas origens representativas. Os surdos, escreveram Klima e Bellugi,[92]

> têm uma consciência aguçada dos laivos e sugestões de iconicidade em seu vocabulário. [...] Quando se comunicam entre si, ou numa narrativa, os surdos usuários da língua de sinais frequentemente ampliam, realçam ou exageram propriedades miméticas. A manipulação dos aspectos icônicos dos sinais ocorre também em usos intensificados especiais da língua (poesia e arte na língua de sinais). [...] Portanto, a ASL permanece uma língua com duas facetas formalmente estruturada e ainda assim, em aspectos significativos, mimeticamente livre.

Enquanto as propriedades formais, ou a estrutura profunda, da língua de sinais permitem expressar conceitos e proposições muito abstratos, seu aspecto icônico ou mimético permite-lhe ser extraordinariamente concreta e evocativa, de um modo, talvez, como nenhuma língua falada pode ser. A língua falada (e a escrita) distanciou-se do icônico — é por associação, e não pela representação por semelhança, que consideramos evocativa a poesia falada; ela pode suscitar estados de espírito e imagens, mas não pode retratá-los (exceto com ideofones e onomatopeias "acidentais"). A língua de sinais conserva um poder direto para retratar que não tem análogos na língua falada, não pode ser traduzido para esta; por outro lado, ela está à altura de expressar qualquer metáfora ou tropo.

A língua de sinais ainda preserva, e enfatiza, suas duas faces — a icônica e a abstrata, igualmente, de um modo complementar — e assim, embora seja capaz de elevar-se às proposições mais abstratas, à mais generalizada reflexão sobre a realidade, também pode simultaneamente evocar a qualidade concreta, vívida, real, animada que as línguas faladas, se alguma vez tiveram, há muito tempo abandonaram.[93]

O "caráter" de uma língua, para Humboldt, é essencialmente cultural — expressa (e talvez em parte determine) o modo como todo um povo pensa, sente e aspira. No caso da língua de sinais, aquilo que a distingue, seu "caráter", é também biológico, pois se alicerça nos gestos, na iconicidade, numa visualidade radical que a diferencia de todas as línguas faladas. A língua emerge — biologicamente — de baixo, da necessidade irreprimível que tem o indivíduo humano de pensar e se comunicar. Mas ela também é gerada, e transmitida — culturalmente — de cima, uma viva e urgente incorporação da história, das visões de mundo, das imagens e paixões de um povo. A língua de sinais é para os surdos uma adaptação única a um outro modo sensorial; mas é também, e igualmente, uma corporificação da identidade pessoal e cultural dessas pessoas. Pois na língua de um povo, observa Herder, "reside toda a sua esfera de pensamento, sua tradição, história, religião e base da vida, todo o seu coração e sua alma". Isso vale especialmente para a língua de sinais, porque ela é a voz — não só biológica mas cultural, e impossível de silenciar — dos surdos.

3

MANHÃ DE QUARTA-FEIRA, 9 DE MARÇO DE 1988: "Greve no Gallaudet", "Surdos em greve pelos surdos", "Estudantes exigem reitor surdo" — a mídia está repleta desses acontecimentos hoje; começaram três dias atrás, avultaram cada vez mais e agora estão na primeira página de *The New York Times*. Parece uma história espantosa. Estive na Gallaudet University algumas vezes no ano passado, e venho ganhando familiaridade com o lugar. Gallaudet é a única faculdade de ciências humanas para surdos do mundo e, além disso, é o núcleo da comunidade surda — mas, em seus 124 anos, nunca teve um reitor surdo.

Ajeito o jornal e leio a notícia completa: os estudantes vêm empreendendo uma campanha ativa por um reitor surdo desde a renúncia, no ano passado, de Jerry Lee, ouvinte, que ocupara o cargo de reitor desde 1984. Inquietação, incerteza e esperança fermentaram. Em meados de fevereiro, o comitê para indicação de candidatos a reitor restringiu a seleção a seis candidatos — três ouvintes e três surdos. Em 1º de março, 3 mil pessoas reuniram-se em assembleia no Gallaudet para deixar bem claro ao corpo diretivo que a comunidade Gallaudet fazia questão absoluta de um reitor surdo. Na noite de 5 de março, véspera da eleição, realizou-se uma vigília à luz de velas do lado de fora do prédio que alojava o corpo diretivo. No domingo, 6 de março, escolhendo entre três finalistas, uma ouvinte e dois surdos, o corpo diretivo escolheu Elisabeth Ann Zinser, vice-reitora para assuntos acadêmicos da University of North Carolina, em Greensboro — a candidata ouvinte.

O tom, assim como o conteúdo, do anúncio do corpo diretivo provocou indignação: foi nessa circunstância que a presidente, Jane Basset Spilman, fez o comentário de que "os surdos ainda não estão preparados para atuar no mundo ouvinte". No dia seguinte, mil estudantes saíram em passeata até o hotel onde os membros do corpo diretivo se enclausuravam, depois marcharam os seis quarteirões até a Casa Branca, e em seguida até o Capitólio. No dia seguinte, 8 de março, os estudantes fecharam a universidade e fizeram barricada ao redor do campus.

Quarta-feira à tarde: Professores e funcionários anunciaram seu apoio aos estudantes e suas quatro reivindicações: (1) nomeação imediata de um novo reitor, *surdo*; (2) renúncia imediata da presidente do corpo diretivo, Jane Bassett Spilman; (3) maioria de 51% de membros surdos no corpo diretivo (que atualmente possui dezessete membros ouvintes e apenas quatro surdos); (4) que não haja represálias. Nessa etapa, telefonei a meu amigo Bob Johnson. Bob é chefe do Departamento de Linguística do Gallaudet, onde leciona e pesquisa há sete anos. Conhece profundamente os surdos e sua cultura, comunica-se muito bem na língua de sinais e é casado com uma surda. Está tão próximo da comunidade surda quanto um ouvinte pode estar.[1] Quero saber como ele se sente com respeito aos acontecimentos no Gallaudet. "É a coisa mais extraordinária que já vi", diz ele. "Se você me perguntasse um mês atrás, eu teria apostado 1 milhão de dólares que isso não poderia acontecer enquanto eu vivesse. Você tem de vir até aqui e ver por si mesmo."

Quando estive no Gallaudet em 1986 e 1987, a experiência me surpreendeu e comoveu. Nunca antes eu vira uma comunidade inteira de surdos, nem tinha verdadeiramente a ideia (embora em teoria eu soubesse) de que a língua de sinais pudesse de fato ser uma língua completa — uma língua adequada para namorar ou fazer discurso, para o flerte ou para a matemática. Tive de assistir a aulas de filosofia e química dadas nessa língua; tive de ver o absolutamente silencioso departamento de matemática em funcionamento, ver no campus os bardos surdos, a poesia na língua de sinais e a abrangência e profundidade do Teatro Gallaudet; tive de ver a fascinante ciência social no bar dos estudantes, com mãos voando em todas as direções no decurso de uma centena de conversas distintas[2] — tive de ver tudo isso pessoalmente antes de poder ser demovido de minha anterior "visão médica" da surdez (uma doença, uma deficiência que tinha de ser "tratada") e adquirir uma visão "cultural" dos surdos como formadores de uma comunidade que possui língua e cultura completas e próprias. Fiquei com a sensação de que havia algo muito prazeroso, até mesmo bucólico no Gallaudet e não me surpreendeu ficar sabendo que alguns dos alunos ocasionalmente relutavam em trocar seu aconchego, isolamento e proteção, o conforto de um mundo pequeno mas completo e autossuficiente, pelo cruel e incompreensivo mundo lá fora.[3]

Mas sob a superfície também havia tensões e ressentimentos, que pareciam fervilhar sem possibilidade de resolução. Existia uma tensão não expressa entre o corpo docente e a administração — um corpo docente em que muitos dos professores comunicam-se na língua de sinais e alguns são surdos. Os professores podiam, em certa medida, comunicar-se com os alunos, entrar em seu mundo e em suas mentes; porém, a administração (disseram-me) era um corpo gerencial remoto, gerindo a escola como uma empresa, com uma certa atitude de curador "benevolente" em relação aos surdos "deficientes", mas pouca consideração genuína por eles como uma comunidade, uma cultura. Os estudantes e professores com quem conversei temiam que a administração, se pudesse, reduzisse ainda mais a proporção de professores surdos na Gallaudet e restringisse mais ainda o uso da língua de sinais pelos professores.[4]

Os estudantes que conheci pareciam animados, um grupo vigoroso quando estavam juntos, mas com frequência receoso e hesitante diante do mundo exterior. Tive a sensação de haver algum cruel solapamento da autoimagem, mesmo nos que professavam o "Orgulho Surdo". Tive a impressão de que alguns deles consideravam-se como crianças — um reflexo da atitude paternalista do corpo diretivo (e talvez de alguns professores). Senti uma certa passividade entre eles, um sentimento de que, embora a vida pudesse ser melhorada aqui e ali em aspectos secundários, a sina deles era serem cidadãos menosprezados, de segunda classe.[5]

Manhã de quinta-feira, 10 de março: Desço de um táxi na Eight Street, em frente à faculdade. Os portões estão fechados há 48 horas; minha primeira visão é a de uma multidão enorme de centenas de pessoas, excitadas mas alegres e cordiais, barrando a entrada do campus, portando bandeiras e cartazes e fazendo sinais uns para os outros com grande animação. Um ou dois carros da polícia, estacionados do lado de fora, observam, com os motores funcionando, mas parecem ser uma presença benigna. Há muito barulho de buzinas dos carros que passam — fico intrigado com isso, mas depois avisto um cartaz com os dizeres BUZINE POR UM REITOR SURDO. A própria multidão é ao mesmo tempo estranhamente silenciosa e ruidosa: a comunicação por sinais, os discursos na língua de sinais, são absolutamente silenciosos; mas vêm entremeados por aplausos singulares — um animado abanar de mãos por sobre a cabeça, acompanhado de estridentes vocalizações e gritos.[6] Enquanto observo, um dos estudantes sobe ao topo de uma coluna e começa a fazer sinais com muita expressividade e beleza. Não consigo entender coisa alguma do que ele está comunicando, mas sinto que é algo puro e arrebatado — todo o seu corpo, todo o seu sentimento parece fluir para os sinais que ele faz. Ouço murmurarem um nome — Tim Rarus — e percebo que aquele é um dos líderes estudantis, um dos Quatro. Sua plateia, visivelmente atenta a cada sinal, extasiada, irrompe em tumultuosos aplausos em intervalos.

Enquanto observo Rarus e seu público, depois deixo o olhar vagar através das barricadas até o grande campus povoado de sinais exaltados, de exaltadas conversas silenciosas, tenho uma impressão avassaladora não só de um outro modo de comunicação mas de outro modo de sensibilidade, um outro modo de ser. Basta ver os estudantes — mesmo casualmente, de fora (e eu me senti tão forasteiro quanto quem por acaso andava ou passava de carro ali por perto) — para formar a opinião de que, em sua língua, em seu modo de ser, eles *merecem* um dos seus, de que nenhum ouvinte, que não saiba a língua de sinais, seria capaz de entendê-los. Sente-se, intuitivamente, que a interpretação jamais pode bastar — que os estudantes ficariam isolados de qualquer reitor que não fosse um deles.

Inúmeras bandeiras e cartazes banham-se no brilhante sol de março: REITOR SURDO agora claramente é o principal. Há um certo grau de raiva — não poderia ser diferente —, no entanto a raiva, de um modo geral, expressa-se com finura: por exemplo, um cartaz muito comum é o que anuncia: DRA. ZINSER NÃO ESTÁ PREPARADA PARA ATUAR NO MUNDO SURDO, uma réplica à inoportuna afirmação de Spilman a respeito dos surdos. O comentário da dra. Zinser em *Nightline*, na noite anterior ("Um indivíduo surdo, um dia, será [...] reitor da Gallaudet") provocara muitos cartazes que indagavam: POR QUE NÃO EM 10 DE MARÇO DE 1988, DRA. ZINSER? Os jornais falaram em "batalha" ou "confronto", o que dá uma ideia de negociação, de um vaivém de avanços e retrocessos. Mas os estudantes garantem: "Negociação? Esquecemos essa palavra. 'Negociação' não consta mais de nossos dicionários". A dra. Zinser propõe vezes sem conta um "diálogo significativo", mas isso, em si mesmo, parece um pedido sem sentido, pois não há mais, nunca houve, um terreno intermediário no qual um "diálogo" pudesse ocorrer. Os estudantes estão preocupados com sua identidade, com sua sobrevivência, um tudo ou nada: têm quatro reivindicações, e não há lugar para "algum dia" ou "talvez".

De fato, a dra. Zinser é tudo, menos popular. Muitos têm a impressão de que não apenas ela é singularmente insensível ao estado de espírito dos estudantes — ao gritante fato de que eles não a querem, de que puseram barricadas na universidade contra ela —, mas que também defende ativamente uma "linha dura" oficial e nela se empenha. A princípio havia certa simpatia por ela: fora devidamente selecionada, e não tinha ideia de onde a haviam metido. Mas a cada dia que se passava, essa opinião ficava menos sustentável, e o caso todo começou a parecer uma luta de vontades. A postura durona, de "não estou para brincadeiras", da dra. Zinser chegou ao auge ontem, quando asseverou em voz alta que iria "encarregar-se" do campus indisciplinado. "Se ficar ainda mais fora de controle, terei de tomar providências para garantir o controle", disse ela. Isso encolerizou os estudantes, que prontamente queimaram sua efígie.

Alguns dos cartazes são manifestamente furiosos; um deles brada: ZINSER—FANTOCHE DE SPILMAN, e outro: NÃO PRECISAMOS DE BABÁ, MAMÃE SPILMAN. Começo a me dar conta de que são os surdos atingindo a maioridade, dizendo finalmente, alto e bom som: "Não somos mais suas crianças. Não queremos mais os seus 'cuidados'".[7]

Atravesso palmo a palmo as barricadas, os discursos, os sinais, e passeio livre pelo vasto e belo campus verde, com seus grandiosos edifícios vitorianos servindo de palco para uma cena em nada vitoriana. O campus fervilha, visivelmente, com conversas — por toda parte há pares ou pequenos grupos comunicando-se por sinais. Conversas em todo canto, e eu não consigo entender nada; *eu* me sinto como os surdos, hoje sou eu o sem-voz — o deficiente, a minoria naquela grande comunidade usuária da língua de sinais. Vejo no campus numerosos professores, além de estudantes: um professor está fazendo e vendendo *buttons* para lapela ("Frau Zinser, vá embora!"), que são comprados e espetados na roupa tão rapidamente quanto ele consegue produzi-los. "Não é uma maravilha?", diz ele ao me avistar. "Nunca me diverti tanto desde Selma.* Lembra-me um pouco Selma — e os anos 60."

Há muitos cachorros no campus — no extenso gramado à frente deve haver uns cinquenta ou sessenta. O regulamento sobre posse e entrada de cães aqui é pouco restritivo; alguns são cães "de escuta", outros são apenas... cães. Vejo uma moça fazendo sinais para seu cachorro; este, obediente, deita, rola, dá a pata. O próprio cachorro veste um pano branco com os

* Selma: cidade do Alabama que em 1965 foi centro de uma marcha de protesto pelo assassinato de um clérigo que havia participado da campanha liderada por Martin Luther King pelo registro eleitoral dos negros. (N. T.)

dizeres, de cada lado: ENTENDO A LÍNGUA DE SINAIS MELHOR DO QUE SPILMAN. (A presidente do corpo diretivo do Gallaudet ocupou o cargo por sete anos sem aprender praticamente nada da língua de sinais.)

Enquanto nas barricadas insinuavam-se a raiva e a tensão, dentro do campus a atmosfera é de calma e paz; mais ainda, há um senso de júbilo, um quê de festividade. Há cachorros por toda parte, e bebês e crianças também, amigos e parentes em todo lugar, conversando verbosamente na língua de sinais. Veem-se pequenas tendas coloridas no gramado, e barraquinhas de cachorro-quente vendendo salsichas e refrigerante — cachorros e cachorro-quente; mais parece Woodstock, está muito mais para Woodstock do que para uma feroz revolução.

No começo da semana, as reações iniciais à nomeação de Elisabeth Ann Zinser haviam sido furiosas — e descoordenadas; mil indivíduos no campus perambulavam cada um por si, rasgando papel higiênico, com ânimo destrutivo. Mas inopinadamente, como descreveu Bob Johnson, "toda a consciência mudou". Em poucas horas pareceu emergir uma consciência e uma resolução novas, serenas e claras; um corpo político, de 2 mil pessoas, com uma única e concentrada vontade própria. Foi a espantosa rapidez com que surgiu essa organização, a repentina precipitação, do caos, de uma mente unânime, comum, que surpreendeu todos os que a presenciaram. E no entanto, obviamente, isso era em parte uma ilusão, pois houve todo tipo de preparativos — e pessoas — por trás de tudo.

Essenciais para essa súbita "transformação" — e essenciais, posteriormente, na organização e articulação de todo o "levante" (que foi demasiado nobre, demasiado harmônico para ser chamado de "tumulto") — foram os quatro admiráveis jovens líderes estudantis: Greg Hlibok, o líder do corpo estudantil, e seus colegas Tim Rarus, Bridgetta Bourne e Jerry Covell. Greg Hlibok é um jovem estudante de engenharia, descrito (por Bob Johnson) como "muito cativante, lacônico, direto, mas com palavras de muita ponderação e discernimento". O pai de Hlibok, que também é surdo, é dono de uma firma de engenharia; sua mãe, Peggy O'Gorman Hlibok, surda, empenha-se ativamente em *lobbies* pelo uso educativo da ASL; e ele tem dois irmãos surdos, um escritor e ator, o outro, consultor financeiro, e uma irmã surda, também estudante da Gallaudet. Tim Rarus, também surdo congênito e proveniente de uma família de surdos, é o contraste perfeito de Greg: tem uma ávida espontaneidade, um arrebatamento e uma veemência que complementam otimamente a serenidade de Greg. Os quatro já haviam sido eleitos antes do levante — de fato, enquanto Jerry Lee ainda era reitor —, porém assumiram um papel muito especial, sem precedentes, desde a renúncia de Lee.

Hlibok e seus colegas líderes estudantis não incitaram ou inflamaram os estudantes — ao contrário, sua influência é apaziguadora, refreadora e moderadora —, mas eles têm mostrado muita sensibilidade em relação ao "ânimo" do campus e, além deste, ao ânimo da comunidade surda em geral, sentindo junto com todos eles que chegaram a um momento crucial. Organizaram os estudantes para pressionar em favor de um reitor surdo, contudo não fizeram isso sozinhos: por trás deles tem estado o apoio ativo de ex-alunos, bem como de organizações e líderes surdos de todo o país. Assim, muito cálculo, muita preparação precederam a "transformação", a emergência de uma mente comum. Não é uma ordem surgindo do caos total (embora possa parecer). Em vez disso, é uma súbita manifestação de uma ordem latente, como a repentina cristalização de uma solução supersaturada — uma cristalização precipitada pela indicação de Zinser para a reitoria na noite de domingo. É uma transformação qualitativa, da passividade para a atividade, e no sentido moral tanto quanto no político ela é uma revolução. Subitamente, os surdos não são mais passivos, esparsos e impotentes; de repente, descobriram a serena força da união.

À tarde, recruto uma intérprete e, com sua ajuda, entrevisto dois estudantes surdos. Um deles me diz:

> Venho de uma família de ouvintes [...] Toda a minha vida senti pressões, pressões de ouvintes sobre mim — "Você

não pode *fazer* isso no mundo ouvinte, você não pode ser *bem-sucedido* no mundo ouvinte" — e, neste momento, toda essa pressão está sendo tirada de cima de mim. Agora, de repente, sinto-me livre, cheio de energia. Viviam me dizendo "você não pode, você não pode", mas agora eu *posso.* As palavras "surdo e idiota" serão destruídas para sempre; no lugar delas estarão "surdo e capaz".

Esses foram termos muito parecidos com os usados por Bob Johnson quando conversamos pela primeira vez e ele mencionou que os surdos estavam tomados por "uma ilusão de impotência" e que agora, subitamente, essa ilusão fora dissipada.

Muitas revoluções, transformações e tomadas de consciência ocorrem como resposta a circunstâncias imediatas (e intoleráveis). O que se destaca tanto na greve de 1988 do Gallaudet é sua consciência histórica, o senso de profunda perspectiva histórica que a molda. Isso ficou evidente no campus; assim que cheguei, avistei um piquete que portava os dizeres: LAURENT CLERC QUER REITOR SURDO. ELE NÃO ESTÁ AQUI, MAS SEU *ESPÍRITO* ESTÁ. APOIE-NOS. Ouvi por acaso um jornalista perguntar: "Quem diabos é Laurent Clerc?", mas seu nome, sua *persona*, desconhecidos no mundo ouvinte, são conhecidos por praticamente todos do mundo surdo. Ele é um pioneiro, uma figura heroica na história e cultura dos surdos. A *primeira* emancipação dos surdos — sua conquista da educação e alfabetização, de respeito próprio e pelos semelhantes — foi em grande medida inspirada pelas realizações e pela pessoa de Laurent Clerc. Assim, era imensamente tocante ver aquele cartaz, e não se podia deixar de sentir que Laurent Clerc *estava* ali, no campus, que ele *era*, ainda que postumamente, o autêntico espírito e voz da rebelião — pois ele, mais do que ninguém, assentara os alicerces da educação e da cultura daquelas pessoas.

Quando Clerc fundou o American Asylum em Hartford com Thomas Gallaudet, em 1817, ele não só introduziu a língua de sinais como o veículo de toda a instrução para surdos nos Estados Unidos mas também lançou um notável sistema educacional — que não tem um paralelo exato no mundo falante. Outros internatos para surdos logo foram abertos por todo o país, todos usando a língua de sinais que se desenvolvera em Hartford. Praticamente todos os professores dessas escolas foram educados em Hartford, e a maioria havia conhecido o carismático Clerc. Eles contribuíram com seus sinais nativos e posteriormente disseminaram a ASL, cada vez mais aperfeiçoada e generalizada, por várias partes do país, e assim os modelos e aspirações dos surdos se elevaram sem parar.

O padrão único de transmissão da cultura surda vincula-se igualmente à língua dos surdos (língua de sinais) e às suas escolas. Estas atuaram como focos para a comunidade surda, transmitindo a história e a cultura dos surdos de geração em geração. Sua influência ultrapassou muito a sala de aula: comumente, comunidades de surdos surgiram nos arredores das escolas, e os formados com frequência permaneceram perto da escola ou até passaram a trabalhar nela. E, o que foi crucial, a maioria dessas escolas para surdos era internatos, como salientam Carol Padden e Tom Humphries:[8]

> O aspecto mais significativo da vida no internato é o dormitório. Nos dormitórios, longe do controle estruturado da sala de aula, as crianças surdas são iniciadas na vida social dos surdos. No ambiente informal do dormitório, as crianças não só aprendem a língua de sinais, mas também o conteúdo da cultura. Dessa maneira, as escolas tornam-se eixos das comunidades que as cercam, preservando para a geração seguinte a cultura das gerações precedentes. [...] Esse padrão único de transmissão está no cerne da cultura.[9]

Assim, com muita rapidez, nos anos após 1817, disseminaram-se pelos Estados Unidos não apenas uma língua e uma alfabetização, mas um conjunto de conhecimentos comuns, de crenças comuns, de narrativas e imagens estimadas que logo constituíram uma cultura rica e distinta. Então, pela primeira vez, houve para os surdos uma "identidade", não meramente pessoal, mas social e cultural. Eles já não eram apenas indivíduos, com as dificuldades ou os triunfos de indivíduos; eram *um povo*, com sua própria cultura, como os judeus ou os galeses.[10]

Na década de 1850 já estava claro que também a educação superior era necessária — os surdos, antes analfabetos, agora precisavam de uma faculdade. Em 1857, o filho de Thomas Gallaudet, Edward, com apenas vinte anos de idade mas um preparo sem igual devido às suas origens (a mãe era surda, e ele aprendeu a língua de sinais como primeira língua), com suas sensibilidades e dons, foi nomeado diretor da Columbia Institution for the Instruction of the Deaf and the Dumb and the Blind,[11] imaginando e esperando desde o início que ela pudesse ser transformada numa faculdade, com patrocínio federal. Em 1864, isso foi conseguido, e o que mais tarde seria o Gallaudet College recebeu o alvará do Congresso.

A vida rica e extraordinária de Edward Gallaudet[12] adentrou bastante o século XX e testemunhou grandes (embora nem sempre admiráveis) mudanças nas atitudes em relação aos surdos e à sua educação. Em especial, reunindo forças a partir da década de 1860 e promovida em grande medida nos Estados Unidos por Alexander Graham Bell, havia uma atitude que se opunha ao uso de sinais e buscava proibi-los nas escolas e instituições. O próprio Gallaudet lutou contra isso, mas foi subjugado pelo clima da época e por uma certa ferocidade e intransigência de espírito que ele, racional demais, não conseguiu compreender.[13]

Na época da morte de Gallaudet, sua faculdade alcançara fama mundial e provara de uma vez por todas que os surdos, dada a oportunidade e os meios, podiam equiparar-se aos ouvintes em todas as áreas da atividade acadêmica — aliás, também na atividade atlética (o espetacular ginásio do Gallaudet, projetado por Frederick Law Olmsted e inaugurado em 1880, era um dos melhores do país; e o agrupamento de equipe no futebol americano foi, de fato, inventado no Gallaudet, para que os jogadores comunicassem entre si as táticas secretas). Mas o próprio Gallaudet foi um dos últimos defensores da língua de sinais num mundo educacional que virara as costas para a comunicação por sinais; com sua morte, a faculdade perdeu — e como ela se tornara o símbolo e a aspiração dos surdos do mundo inteiro, o mundo surdo também perdeu — seu maior e último grande defensor da língua de sinais na educação.

Com isso, a língua de sinais, que havia sido a língua dominante na faculdade, entrou para a clandestinidade, tornando-se restrita ao uso coloquial.[14] Os estudantes continuaram a empregá-la entre si, mas ela deixou de ser considerada uma língua legítima para o discurso formal ou para lecionar. Assim, o século entre a fundação por Thomas Gallaudet do American Asylum e a morte de Edward Gallaudet em 1917 assistiu à ascensão e à queda, à legitimação e ao fim da legitimidade da língua de sinais nos Estados Unidos.[15]

A supressão da língua de sinais na década de 1880 teve um efeito danoso para os surdos durante 75 anos, não apenas em sua educação e conquistas acadêmicas, mas também na imagem que tiveram de si mesmos e de toda a comunidade e cultura surdas. A comunidade e cultura surda que efetivamente existiu permaneceu em bolsões isolados — deixou de vigorar o sentimento de outrora, pelo menos o sentimento que se insinuou nos "anos dourados" da década de 1840, de uma comunidade e cultura de abrangência nacional (e até mesmo mundial).

Mas nos últimos trinta anos novamente vem ocorrendo uma reversão — e, de fato, um retorno sem precedentes da legitimidade e uma ressurreição da língua de sinais; e com isso, e muito mais, o descobrimento ou redescobrimento dos aspectos culturais da surdez — um forte senso de comunidade, de comunicação e cultura, de uma autodefinição como um modo de ser ímpar.

De l'Epée tinha imensa admiração pela língua de sinais, mas também tinha suas reservas: por um lado, ele a considerava uma forma de comunicação completa ("Todo surdo-mudo enviado para cá já possui uma língua [...] com ela, expressa suas necessidades, desejos, dores etc., e não se engana quando outros se expressam da mesma forma"); por outro lado, julgava que faltava a essa língua uma estrutura interior, uma gramática (que ele tentou inserir, do francês, com seus "sinais metódicos"). Essa estranha mistura de admiração e depreciação prosseguiu ao longo dos duzentos anos seguintes, mesmo entre os surdos. Mas é provável que, antes de William Stokoe ter chegado ao Gallaudet em 1955, nenhum linguista tenha verdadeiramente confrontado a realidade da língua de sinais.

Pode-se falar a respeito da "revolução de 1988" e julgá-la, como Bob Johnson e, em certo sentido, como todo o mundo, um evento espantoso, uma transformação dificilmente esperada em nossa época. Em um nível, de fato, isso é verdade; mas em outro, precisamos entender que o movimento, os numerosos movimentos que convergiram para criar a explosão de 1988, estiveram germinando durante muitos anos, e que as sementes da revolução foram plantadas trinta anos antes (se não 150 anos antes). Será uma tarefa complexa reconstituir a história dos últimos trinta anos, especificamente o novo capítulo da história dos surdos que podemos considerar ter começado em 1960 com o explosivo trabalho de Stokoe em *Sign Language structure*, o primeiro caso de atenção séria e científica dada ao "sistema de comunicação visual dos surdos americanos".

Conversei a respeito dessa complexa pré-história da revolução, da complexa e enredada mixórdia de eventos e mudanças de atitude que a precederam, com muitas pessoas: com estudantes do Gallaudet, com historiadores como Harlan Lane e John van Cleeve (que compilou os três alentados volumes da *Gallaudet encyclopedia of deaf people and deafness*), com pesquisadores como William Stokoe, Ursula Bellugi, Michael Karchmer, Bob Johnson, Hilde Schlesinger e muitos outros e nenhum deles vê a revolução do mesmo modo.[16]

As paixões de Stokoe eram as de um cientista — mas um cientista da língua é um tipo especial de criatura, que precisa ter o mesmo interesse pela vida humana, pela comunidade e cultura humanas, que tem pelos determinantes biológicos da língua. Essa duplicidade de interesse e abordagem levou Stokoe, em seu dicionário de 1965, a incluir um apêndice (de seu colaborador surdo, Carl Cronenberg) sobre "A comunidade linguística", a primeira descrição das características sociais e culturais dos surdos usuários da Língua Americana de Sinais. Escrevendo sobre o *Dictionary* quinze anos mais tarde, Padden considerou-o um "marco":[17]

> Foi excepcional descrever o "povo surdo" como formadores de um grupo cultural [...] representou uma ruptura com a longa tradição de "patologizar" os surdos. [...] Em certo sentido, o livro trouxe o reconhecimento oficial e público para um aspecto mais profundo da vida do povo surdo: sua cultura.

Porém, embora em retrospectiva as obras de Stokoe fossem consideradas "explosivas" e "marcos", e ainda que em retrospectiva se possa ver que elas tiveram um papel essencial na condução para a subsequente transformação da consciência, na sua época elas foram praticamente ignoradas. O próprio Stokoe, refletindo posteriormente, comentou, desgostoso:[18]

> A publicação em 1960 [de *Sign Language structure*] provocou uma reação local curiosa. Com exceção de Dean Detmold e um ou dois colegas, todo o corpo docente do Gallaudet College rudemente criticou-me, criticou a linguística e o estudo da comunicação por sinais como uma língua. [...] Se a recepção do primeiro estudo linguístico da língua de sinais da comunidade surda foi gélida em casa, ela foi criogênica em grande parte da educação especial — naquela época, uma corporação fechada, tão hostil à língua de sinais quanto [era] ignorante da linguística.

Certamente foi mínimo o impacto entre seus colegas linguistas: as grandes obras gerais sobre língua dos anos 1960 não fazem referência ao trabalho de Stokoe — nem, de fato, à língua de sinais. Tampouco a obra foi mencionada por Chomsky, o mais revolucionário linguista de nossa época, quando, em 1966, prometeu (no prefácio de *Cartesian linguistics*) um futuro livro sobre "substitutos da língua [...] por exemplo, a língua gestual dos surdos" — descrição essa que situou a língua de sinais abaixo da categoria de língua verdadeira.[19] E quando os próprios Klima e Bellugi voltaram-se para o estudo da língua de sinais, em 1970, tiveram a sensação de um terreno virgem, de um assunto inteiramente novo (isso foi em parte um reflexo da própria originalidade desses pesquisadores, a originalidade que faz cada assunto parecer totalmente novo).

Mais notável, em certo sentido, foi a reação indiferente ou hostil dos próprios surdos que, poderíamos pensar, deveriam ser os primeiros a perceber e aceitar o que Stokoe discernira. Existem intrigantes descrições desse fato — e de posteriores "conversões" — fornecidas por ex-colegas de Stokoe e por outras pessoas, todos eles usuários nativos da língua de sinais, surdos, ou filhos de pais surdos. Um usuário dessa língua não deveria ser o primeiro a perceber a complexidade estrutural de sua própria língua? Mas foram precisamente esses usuários os mais incompreensivos, os que mais resistiam às concepções de Stokoe. Por exemplo, Gilbert Eastman (que mais tarde se tornaria um célebre dramaturgo expressando-se na língua de sinais e um dos mais ardorosos defensores de Stokoe) revela: "Meus colegas e eu rimos do dr. Stokoe e de seu projeto maluco. Era impossível analisar a nossa língua de sinais".

As razões disso são complexas e profundas, e talvez não encontrem paralelo no mundo ouvinte-falante. Pois nós (99,9% de nós) não damos a devida importância à fala e à língua falada; não temos um interesse especial na fala, nunca pensamos nela profundamente, nem nos importamos se ela é ou não analisada. No entanto, o caso é bem outro para os surdos e a língua de sinais. Eles têm um interesse especial, intenso, em sua própria língua: tendem a exaltá-la em termos afetuosos, reverentes (e tem sido assim desde Desloges, em 1779). Os surdos consideram a língua de sinais uma parte intensamente íntima, indissociável de seu ser, algo de que eles dependem, e também, assustadoramente, algo que lhes pode ser tirado a qualquer momento (como foi, de certo modo, pela conferência de Milão em 1880). Sentem, como afirmam Padden e Humphries, desconfiança da "ciência dos outros", que julgam poder subjulgar o conhecimento que eles próprios têm da língua de sinais, um conhecimento que é "impressionista, global e não internamente analítico". Contudo, de forma paradoxal, apesar de todo esse sentimento de reverência, eles com frequência têm compartilhado com os ouvintes a incompreensão e depreciação da língua de sinais. (Uma das coisas que mais impressionou Bellugi ao iniciar os seus estudos foi que os próprios surdos, embora usuários nativos da língua de sinais, muitas vezes não tinham ideia de sua gramática ou estrutura interna e tendiam a considerá-la uma pantomima).

Contudo, talvez isso não seja tão surpreendente. Um velho provérbio diz que os peixes são os últimos a reconhecer a água. E para os usuários da língua de sinais, essa língua é seu meio de comunicação e sua água, tão familiar e natural para eles que dispensa explicação. Os usuários de uma língua, sobretudo, tenderão a um realismo ingênuo, a considerar sua língua um reflexo da realidade, não um constructo. "Os aspectos das coisas que são os mais importantes para nós estão ocultos, em razão de sua simplicidade e porque são familiares", explica Wittgenstein. Assim, pode ser preciso um observador externo para mostrar aos usuários nativos de uma língua que suas próprias elocuções, que lhes parecem tão simples e transparentes, são na realidade enormemente complexas, contendo e ocultando o vasto aparato de uma verdadeira língua. Isso foi precisamente o que aconteceu com Stokoe e os surdos e é explicado com clareza por Louie Fant:[20]

> Como a maioria dos filhos de pais surdos, cresci sem uma percepção consciente de que a ASL era uma língua. Foi só com trinta e poucos anos que me libertaram dessa concepção equivocada. Quem me fez ver a luz foram pessoas que

não eram usuárias nativas da ASL — que haviam entrado no território da surdez sem ideias preconcebidas, não presas a pontos de vista sobre os surdos e sua língua. Elas viram a língua de sinais dos surdos com olhos virgens.

Fant prossegue relatando que, apesar de trabalhar no Gallaudet e passar a conhecer Stokoe muito bem (e de escrever, ele próprio, uma cartilha da língua de sinais usando algumas das análises de Stokoe), ele ainda assim resistiu à ideia de que se tratava de uma língua verdadeira. Quando deixou o Gallaudet para tornar-se membro fundador do Teatro Nacional dos Surdos, em 1967, essa atitude persistiu nele e em outros — todas as produções usavam o inglês em sinais, porque a ASL era considerada "inglês abastardado impróprio para o palco". Uma ou duas vezes, Fant e outros, quase inadvertidamente, usaram a ASL ao declamar no palco, com um efeito eletrizante, e isso produziu neles um estranho impacto. "Em alguma parte remota de minha mente", escreveu Fant sobre essa época, "crescia a percepção de que Bill tinha razão e que o que denominávamos 'verdadeira língua de sinais' era, de fato, a ASL."

Mas foi só em 1970, quando Fant conheceu Klima e Bellugi, os quais lhe fizeram inúmeras perguntas a respeito da "sua" língua, que aconteceu a mudança:

> No decorrer da conversa, minha atitude passou por uma conversão completa. No seu jeito cordial, cativante, ela [Bellugi] me fez perceber que eu conhecia realmente muito pouco sobre a língua de sinais, muito embora a soubesse desde a infância. Seu elogio a Bill Stokoe e sua obra fizeram-me desconfiar de que estava perdendo alguma coisa.

E então, finalmente, algumas semanas depois:

> Estou convertido. Deixei de resistir à ideia de que a ASL era uma língua e mergulhei em seu estudo para poder ensiná-la como uma língua.

No entanto — apesar do termo "conversão" —, os surdos sempre souberam, intuitivamente, que a língua de sinais era uma língua. Mas talvez fosse preciso uma confirmação científica antes que esse conhecimento pudesse tornar-se consciente e explícito e formar a base de uma nova e arrojada consciência dos surdos sobre sua própria língua.

Os artistas (lembra Pound) são as antenas da raça. E foram os artistas os primeiros a sentir em si mesmos, e anunciar, o despertar dessa nova consciência. Assim, o primeiro movimento derivado da obra de Stokoe não foi educacional, nem político, nem social, mas artístico. O Teatro Nacional dos Surdos [National Theater of the Deaf — NTD] foi fundado em 1967, apenas dois anos depois da publicação do *Dictionary*. Mas foi só em 1973, seis anos mais tarde, que o NTD encomendou, e encenou, uma peça na verdadeira língua de sinais; até então, suas produções haviam sido meras transliterações, no inglês em sinais, de peças inglesas. (Embora nas décadas de 1950 e 1960 George Detmold, sub-reitor do Gallaudet College, produzisse algumas peças nas quais incitava os atores a deixar de lado o inglês em sinais e representar em ASL.)[21] Assim que a resistência foi vencida e a nova consciência vingou, proliferaram artistas surdos de todos os tipos. Emergiram poesia na língua de sinais, chistes na língua de sinais, canções na língua de sinais, dança na língua de sinais — artes sem igual na língua de sinais que não podiam ser traduzidas para a língua falada. Surgiu, ou ressurgiu, uma tradição bárdica entre os surdos, com bardos, oradores, contadores de história, narradores que usavam a língua de sinais para transmitir e divulgar a história e a cultura dos surdos, com isso elevando ainda mais a nova consciência cultural. O NTD viajava pelo mundo inteiro, e viaja ainda, não só apresentando a arte e a cultura surdas a ouvintes, mas reafirmando nos surdos o sentimento de possuírem uma comunidade e cultura mundiais.

Ainda que arte seja arte e cultura seja cultura, elas podem ter uma função política e educacional implícita (se não explícita). O próprio Fant tornou-se protagonista e professor; seu livro de 1972, *Ameslan: an introduction to American Sign Language*, foi a primeira obra introdutória na língua de sinais seguindo uma linha explicitamente stokeana: significou uma força auxiliadora para o retorno da língua de sinais à educação. No início da década de 1970, o oralismo que imperou exclusivo durante 96 anos entrou em reversão, e a "comunicação total" (o uso conjunto da língua de sinais e da língua falada) foi introduzida (ou reintroduzida, como havia sido muito comum, em vários países, um século e meio antes).[22] Isso não foi conseguido sem enorme resistência. Schlesinger conta que, quando defendeu a reintrodução das línguas de sinais na educação, recebeu cartas com alertas e ameaças e que seu livro *Sound and sign*, ao ser publicado em 1972, gerou controvérsias e frequentemente era "embrulhado em papel pardo ordinário, como se fosse uma obra inaceitável". Mesmo hoje, o conflito grassa sem resolução e, embora atualmente se use a língua de sinais nas escolas, *é praticamente sempre o inglês em sinais, e não a língua de sinais que se usa.* Stokoe afirmara desde o início que os surdos deviam ser bilíngues (e biculturais), que deviam adquirir a língua da cultura dominante mas também, igualmente, a sua própria, a língua de sinais.[23] No entanto, como esta ainda não é usada nas escolas, ou em instituições (exceto as religiosas), ela ainda está em grande medida restrita, como há setenta anos, a um uso coloquial e vulgar. Isso ocorre até mesmo no Gallaudet — de fato, desde 1982 a política oficial da universidade tem sido que o inglês em sinais seja empregado nas aulas para todas as comunicações e interpretações —, o que foi uma importante razão da revolta.

O pessoal e o político andam sempre combinados e, nesse caso, ambos combinam-se também com a linguística. Barbara Kannapel revela isso quando identifica a influência de Stokoe, da nova consciência, em si mesma e no modo como tomou consciência de si mesma como uma pessoa surda com uma identidade linguística especial — "minha língua sou eu" — e a partir disso passou a considerar a língua de sinais fundamental para a identidade comum dos surdos ("Rejeitar a ASL é rejeitar a pessoa surda [...] [pois] a ASL é uma criação pessoal dos surdos como um grupo [...] é a única coisa que temos que pertence totalmente aos surdos"). Impelida por essas considerações pessoais e sociais, em 1972 Kannapel fundou a Deaf Pride [Orgulho Surdo], uma organização dedicada a despertar a consciência dos surdos.

Depreciação surda, submissão surda, passividade surda e até mesmo vergonha surda eram extraordinariamente comuns antes do início da década de 1970; percebe-se isso com grande clareza na novela *In this sign*, de Joanne Greenberg, publicada em 1970 — e foi preciso o dicionário de Stokoe e a legitimação da língua de sinais pelos linguistas para permitir o início de um movimento na direção oposta, um movimento em direção à identidade surda e ao orgulho surdo.

Esse fator foi essencial, mas, evidentemente, não o único do movimento surdo desde 1960: houve numerosos outros fatores de influência equivalente, e todos convergiram para produzir a revolução de 1988. Havia o espírito dos anos 1960, com sua preocupação especial pelos pobres, os incapacitados, as minorias — o movimento pelos direitos civis, o ativismo político, os diversos movimentos de "orgulho" e "libertação"; tudo isso estava em marcha na mesma época em que a língua de sinais, com lentidão e enfrentando grande resistência, era legitimada cientificamente, e em que os surdos iam pouco a pouco reunindo um senso de autoestima e esperança, lutando contra imagens e sentimentos negativos que os perseguiam havia um século. Existia uma crescente tolerância, de modo geral, com a diversidade cultural, aumentando pouco a pouco o senso de que as pessoas podiam ser muito diferentes e ainda assim ter valor para os outros e ser iguais a todo o mundo; crescia o senso, especificamente, de que os surdos *eram* um "povo", e não apenas um punhado de indivíduos isolados, anormais, inválidos, um movimento que abandonava o ponto de vista médico ou patológico em favor do antropológico, sociológico ou étnico.[24]

Concomitantemente a essa "despatologização", ocorreu um aumento nas representações de pessoas surdas em todos os meios de comunicação, de documentários a peças e novelas — representações cada vez mais simpáticas e imaginativas. A mudança nas atitudes sociais e na autoimagem refletiu-se nessas representações e foi por elas afetada: deixou de vigorar a imagem do submisso e patético sr. Singer em *The heart is a lonely hunter* e entrou em voga a da audaciosa heroína de *Children of a lesser God*; a língua de sinais foi introduzida na televisão, em programas como "Sesame Street",* e começou a ser uma matéria eletiva muito procurada em algumas escolas. O país inteiro ficou mais ciente dos anteriormente invisíveis e inaudíveis surdos; e eles também se tornaram mais conscientes de si mesmos, de sua crescente visibilidade e poder na sociedade. Os surdos, e quem os estudava, começaram a investigar o passado para descobrir (ou criar) uma história, uma mitologia, uma herança surda.[25]

Assim, antes de decorridos vinte anos da publicação do trabalho de Stokoe, uma nova consciência, novos motivos, novas forças de todos os tipos estavam se combinando — um novo movimento estava em marcha, gestava-se um confronto. Os anos 1970 presenciaram a ascensão não apenas do Orgulho Surdo, mas do Poder Surdo. Emergiram líderes entre os outrora passivos surdos. Surgiu um novo vocabulário, com palavras como "autodeterminação" e "paternalismo". Os surdos, que antes haviam aceitado as caracterizações de si mesmos como "inválidos" e "dependentes" — pois era assim que tinham sido considerados pelos ouvintes —, agora passavam a julgar-se poderosos, uma comunidade autônoma.[26] Mais cedo ou mais tarde, estava claro, teria de haver uma revolta, uma marcante afirmação política de autodeterminação e independência e um repúdio definitivo do paternalismo.

A acusação de que as autoridades do Gallaudet eram "surdas na mente" não é uma denúncia de malevolência, mas de um paternalismo mal aplicado que, julgam os surdos, é tudo menos benéfico — pois baseia-se em piedade e condescendência e numa opinião implícita sobre eles como "incompetentes", se não doen-

* "Vila Sésamo", no Brasil. (N. T.)

tes. Objetou-se em especial a alguns dos médicos envolvidos nos assuntos do Gallaudet que, julga-se, tendem a encarar os surdos meramente como possuidores de ouvidos doentes e não como todo um povo adaptado a outro modo sensorial. Em geral, acredita-se que essa benevolência ofensiva alicerça-se num julgamento de valor por parte dos ouvintes, que diriam: "Sabemos o que é melhor para vocês. Deixem que *nós* cuidamos das coisas", quer isso diga respeito à escolha da língua (permitir ou não permitir a língua de sinais), quer ao julgamento das capacidades para educação ou empregos. Ainda hoje, às vezes, a opinião é, ou passou a ser novamente — depois das oportunidades mais abrangentes oferecidas em meados do século XIX —, que os surdos devem ser gráficos, ou trabalhar nos correios, fazer serviços "humildes" e não aspirar à educação superior. Em outras palavras, os surdos sentiram que estavam sendo comandados, tratados como crianças. Bob Johnson contou-me uma história típica:

> Minha impressão, após ter estado aqui vários anos, é que o corpo docente e os funcionários do Gallaudet tratam os estudantes como filhinhos mimados. Um estudante, por exemplo, procurou o setor de assuntos externos; haviam anunciado ali que haveria a oportunidade de praticar para entrevistas de seleção profissional. A ideia era inscrever-se para uma entrevista de verdade e aprender como fazê-lo. Assim, o moço pôs seu nome na lista. No dia seguinte, uma mulher do setor de assuntos externos informou-lhe que conseguira a entrevista, encontrara um intérprete, marcara a hora e providenciara um carro para buscá-lo [...] e não entendeu por que ele ficou furioso com ela. Ele explicou: "A razão de eu ter feito isso era poder aprender a entrar em contato com a pessoa, aprender a conseguir o carro, aprender a conseguir o intérprete, e você fez isso para mim. Não é isso o que eu quero aqui". Eis o x do problema.

Longe de serem infantis ou incompetentes, como se "supunha" que eram (e tantas vezes eles próprios julgaram ser), os estudantes do Gallaudet demonstraram muita competência na condução da revolta de março. Isso me impressionou especialmente quando andei pela sala de comunicações, o centro nervoso do Gallaudet durante a greve, com seu escritório central abarrotado de teletipos.[27] Ali, dia e noite, os estudantes surdos comunicavam-se com a imprensa e a televisão — convidavam-nos, davam entrevistas, compilavam notícias, emitiam comunicados à imprensa —, tudo com maestria; ali levantavam fundos para a campanha "Reitor Surdo Já"; ali solicitavam, com êxito, o apoio do Congresso, de candidatos à presidência, de líderes sindicais. Eles conquistaram os ouvidos das pessoas, naquele momento extraordinário, quando precisavam disso.

Até a administração ouviu — e assim, após quatro dias encarando os estudantes como crianças tolas e rebeldes que tinham de ser disciplinadas, a dra. Zinser foi forçada a parar, ouvir, reexaminar suas suposições de longa data, ver as coisas sob uma nova luz — e, finalmente, a renunciar. Ela o fez expressando-se em termos que eram comoventes e pareciam sinceros, afirmando que nem ela nem o corpo diretivo haviam previsto o fervor e o empenho dos manifestantes, tampouco percebido que o protesto era a vanguarda de um crescente movimento nacional pelos direitos dos surdos. "Fui sensível a esse extraordinário movimento social dos surdos", afirmou ela ao apresentar sua renúncia na noite de 10 de março, dizendo que passara a considerá-lo "um momento muito especial", que era "único, um movimento pelos direitos civis na história dos surdos".

Sexta-feira, 11 de março: O ânimo no campus está completamente transformado. Uma batalha foi vencida. Há exultação. Mais batalhas têm de ser travadas. Os cartazes com as quatro reivindicações dos estudantes foram substituídos por outros dizendo "3 1/2", porque a renúncia da dra. Zinser atende só metade da primeira reivindicação, ou seja, a nomeação imediata de um reitor surdo. Mas impera também uma brandura inusitada, desapareceram a tensão e a raiva da quinta-feira, junto com a possibilidade de uma retirada, uma derrota humilhante. Uma grandeza de espírito evidencia-se por toda parte — liberada agora, a meu ver, em parte, pela elegância e as palavras da renúncia da dra. Zinser, palavras com as quais ela se declarou aliada do que denominou um "extraordinário movimento social" e lhe desejou sucesso.

De todo lugar chega apoio: trezentos estudantes surdos do National Technical Institute for the Deaf desembarcam, exultantes e exaustos, depois de uma viagem de quinze horas de ônibus vindos de Rochester, Nova York. Escolas para surdos de todo o país estão fechadas em total apoio. Surdos afluem de todos os estados — vejo cartazes de Iowa e Alabama, do Canadá, da América do Sul, da Europa e até da Nova Zelândia. Os eventos no Gallaudet dominam a imprensa nacional há 48 horas. Praticamente todo carro que passa pelo local agora buzina, e a rua está repleta de partidários ao aproximar-se a hora da passeata até o Capitólio. E no entanto, apesar de todas as buzinas, discursos, cartazes e piquetes, prevalece uma extraordinária atmosfera de serenidade e dignidade.

Meio-dia: São agora cerca de 2500 pessoas, mil estudantes do Gallaudet e as demais que vieram para apoiá-los, quando iniciamos a passeata ao Capitólio. À medida que marchamos, cresce uma sensação maravilhosa de quietude, que me intriga. Ela não é inteiramente física (na realidade, de certa forma há muito barulho — os gritos estridentes dos surdos, para começar), e concluo que se trata, em vez disso, da quietude de um drama moral. O senso de história no ar traz essa estranha quietude.

Lentamente, pois entre nós há crianças, bebês de colo e alguns deficientes físicos (alguns surdos-cegos, alguns atáxicos, outros de muletas) — lentamente, e com um sentimento misto de resolução e festividade, marchamos para o Capitólio, e ali, sob o brilhante sol de março que resplandeceu a semana toda, desfraldamos bandeiras e montamos piquetes. Uma bandeira grande diz: AINDA TEMOS UM SONHO, e outra, com as letras individuais carregadas por catorze pessoas, pede simplesmente: HELP US CONGRESS [CONGRESSO, AJUDE-NOS].

Estamos apinhados, mas não há uma sensação de multidão, antes de um companheirismo extraordinário. Pouco antes de começarem os discursos, sinto que me abraçam — penso que deve ser alguém que conheço, mas é um estudante que traz um cartaz escrito Alabama, que me abraça, me dá tapas no ombro, sorrindo, como um colega. Somos estranhos, e ainda assim, neste momento especial, somos companheiros.

Há muitos discursos — de Greg Hlibok, de alguns professores, de deputados e senadores. Ouço durante algum tempo:

> É uma ironia [diz um professor do Gallaudet] que o Gallaudet nunca tenha tido um superintendente surdo. Praticamente toda faculdade de negros tem um reitor negro, um testemunho de que o povo negro está se autogovernando. Praticamente toda faculdade feminina tem uma reitora, um testemunho de que as mulheres são capazes de se autogovernar. Já é hora de o Gallaudet ter um reitor surdo, como testemunho de que os surdos estão se autogovernando.

Deixei vaguear minha atenção, absorvendo a cena como um todo: milhares de pessoas, cada qual intensamente individual, porém ligadas e unidas por um único sentimento. Após os discursos há um intervalo de uma hora, durante o qual várias pessoas entram para falar com deputados. Mas a maior parte do grupo, que trouxe o almoço embrulhado na mochila, agora senta-se e conversa, ou melhor, comunica-se fazendo sinais, na grande praça defronte ao Capitólio — e essa, para mim, e para todos os que vieram para ver ou viram por acaso, é uma das cenas mais fascinantes de todas. Pois aqui estão mil ou mais pessoas fazendo sinais livremente, num local público — não em particular, em casa ou no recinto do Gallaudet —, mas abertamente e sem constrangimentos, de um modo bonito, defronte ao Capitólio.

A imprensa informou sobre todos os discursos, mas omitiu o que por certo é igualmente significativo. Não deu ao mundo que acompanhava os acontecimentos uma visão real da plenitude, da vivacidade, da vida não patológica dos surdos. E mais uma vez, enquanto perambulo por entre a gigantesca multidão de usuários da língua de sinais, enquanto eles batem papo almoçando sanduíche com refrigerante diante do Capitólio, surpreendo-me relembrando as palavras do estudante surdo da California School for the Deaf, que dissera com sinais na televisão:

> Somos um povo único, com nossa própria cultura, nossa própria língua — a Língua Americana de Sinais, que recentemente foi reconhecida como uma língua independente —, e que nos distingue das pessoas ouvintes.

Afasto-me do Capitólio com Bob Johnson. Pessoalmente, minha tendência é ser apolítico, e tenho dificuldade até para entender o vocabulário dos políticos. Bob, um linguista pioneiro da língua de sinais, que leciona e pesquisa no Gallaudet há vários anos, comenta enquanto voltamos:

> É mesmo notável, pois toda a vida eu vi os surdos sendo passivos e aceitando o tipo de tratamento que os ouvintes lhes dispensam. Eu os vi desejando, ou aparentemente desejando, ser "clientes", quando na verdade deveriam controlar as coisas [...] agora, de repente, aconteceu uma transformação na consciência do que significa ser um surdo no mundo, assumir a responsabilidade pelas coisas. A ilusão de que os surdos são impotentes — de repente, essa ilusão desapareceu, e isso significa que toda a natureza da situação pode mudar para eles agora. Estou muito otimista e extremamente entusiasmado com o que irei ver nos próximos anos.

"Não entendi muito bem o que você quis dizer com "clientes", falei.

> Você conhece Tim Rarus [Bob explica] — aquele que você viu nas barricadas hoje de manhã, admirando seus sinais

puros e arrebatados —, pois bem, ele resumiu em poucas palavras tudo o que significa essa transformação. Ele disse: "É muito simples. Sem reitor surdo, sem universidade", depois deu de ombros, olhou para a câmera de televisão, e foi essa toda a sua declaração. Essa foi a primeira vez que os surdos perceberam que uma indústria voltada para uma massa de clientes como essa não pode existir sem o cliente. É uma indústria de 1 bilhão de dólares para os ouvintes. Se os surdos não participarem, a indústria desaparecerá.

Sábado tem um delicioso clima de férias — é um dia de folga (alguns dos estudantes vêm trabalhando praticamente sem parar desde o primeiro protesto, na noite de domingo), e dia de comer ao ar livre no campus. Mas mesmo aqui os problemas não são esquecidos. Os próprios nomes das comidas têm seu lado satírico: escolhe-se entre "Spilman dogs" e "Board burgers".* O campus está em festa agora que chegaram universitários e escolares de vários estados (uma garotinha negra surda do Arkansas, ao ver todo mundo comunicando-se por sinais à sua volta, comenta na língua de sinais: "É como uma família para mim hoje". Também houve um afluxo de artistas surdos de todas as partes, alguns dos quais vieram para documentar e celebrar esse evento único na história dos surdos.

Greg Hlibok está tranquilo, porém em guarda: "Sentimos que estamos no controle. Agimos com calma. Não desejamos ir longe demais". Dois dias antes, Zinser ameaçava "garantir o controle". O que presenciamos hoje é autocontrole, a serena consciência e confiança que provêm da força e da certeza interiores.

Domingo à noite, 13 de março: O corpo diretivo reuniu-se hoje, durante nove horas. Foram nove horas de tensão, de espera... ninguém sabia o que estava por vir. E então a porta abriu-se e Philip Bravin, um dos quatro membros surdos do

* *Board* refere-se ao corpo diretivo da faculdade. (N. T.)

corpo diretivo, conhecido por todos os estudantes, apareceu. Sua vinda — e não a de Spilman — já revelou tudo, antes de ele dar as informações na língua de sinais. Ele agora falava, dizia por sinais, como presidente do corpo diretivo, pois Spilman renunciara. E naquele momento sua primeira e agradável tarefa era, com o apoio do corpo diretivo, anunciar que King Jordan fora eleito reitor.

King Jordan, que ficou surdo aos 21 anos, está no Gallaudet há quinze anos; é sub-reitor da Faculdade de Artes e Ciências, um homem popular, modesto e incomumente sensato, que de início apoiou Zinser quando ela foi eleita.[28] Imensamente comovido, Jordan, falando e fazendo sinais simultaneamente, declarou:

> Estou *vibrando* por ter aceitado o convite do corpo diretivo para tornar-me reitor da Gallaudet University. Este é um momento histórico para os surdos do mundo inteiro. Nesta semana podemos verdadeiramente afirmar que, juntos, unidos, superamos nossa relutância em defender nossos direitos. O mundo assistiu à chegada da maturidade para a comunidade surda. Não mais aceitaremos limites ao que podemos realizar. O maior elogio vai para os estudantes do Gallaudet, por mostrar-nos exatamente, mesmo agora, como alguém pode aferrar-se a uma ideia com tamanha força que ela se torna realidade.

Com isso, o dique rompe-se, e o júbilo irrompe por toda parte. Quando todos retornam ao Gallaudet para uma última e triunfal assembleia, Jordan comenta: "Agora eles sabem que o limite ao que podem conseguir foi abolido. Sabemos que os surdos podem fazer tudo o que os ouvintes fazem, exceto ouvir". E Hlibok, abraçando Jordan, acrescenta: "Subimos ao topo da montanha, e subimos juntos".

Segunda-feira, 14 de março: Gallaudet parece normal na superfície. As barricadas foram removidas, o campus está aberto. O "levante" durou exatamente uma semana — da noite de domingo retrasado, 6 de março, quando a dra. Zinser foi imposta a uma universidade que não a queria, à feliz resolução da noite passada, essa noite de domingo totalmente diferente, quando tudo foi mudado.

"Foram precisos sete dias para criar o mundo, precisamos de sete dias para mudá-lo" — era o chiste dos estudantes, transmitido como um relâmpago na língua de sinais de um extremo ao outro do campus. E, com esse sentimento, entraram em seu recesso de primavera, voltando para suas famílias em todo o país, levando consigo as notícias e o ânimo eufóricos.

Mas a mudança objetiva, a mudança histórica, não se dá em uma semana, embora seu primeiro pré-requisito, "a transformação da consciência", possa ocorrer, como de fato ocorreu, em um dia. "Muitos dos estudantes", contou-me Bob Johnson, "não se dão conta da extensão da mudança e do tempo em que estarão envolvidos nela, apesar de agora eles terem uma noção da força e do poder que possuem. [...] A estrutura da opressão está arraigada muito profundamente."

E, contudo, há começos. Há uma nova "imagem" e um novo movimento, não meramente no Gallaudet mas em todo o mundo surdo. As notícias, em especial na televisão, tornaram os surdos articulados e visíveis em todo o país. Mas o efeito mais profundo, obviamente, foi sobre os próprios surdos. Fundiu-os numa comunidade, uma comunidade mundial, como jamais acontecera.[29]

Já houve um forte impacto, ainda que apenas simbólico, sobre as crianças surdas. Um dos primeiros atos de King Jordan, quando a faculdade reabriu depois do recesso da primavera, foi visitar a escola primária da Gallaudet University e conversar com as crianças dali, uma coisa que nenhum reitor fizera antes. Esse tipo de preocupação há de afetar a percepção daquelas crianças quanto ao que elas podem tornar-se. (As crianças surdas às vezes pensam que se "transformarão" em adultos ouvintes, senão acabarão sendo criaturas débeis e exploradas.) Charlotte, em Albany, assistiu pela televisão, muito empolgada, aos eventos no Gallaudet, vestiu uma camiseta do "Deaf Power" e praticou uma saudação do "Deaf Power". E dois meses depois da revolta no Gallaudet, surpreendi-me comparecendo à cerimônia anual de formatura na Lexington School for the Deaf, que fora um baluarte da educação oral desde a década de 1860. Greg Hlibok, ex-aluno, era orador convidado; Philip Bravin também foi convidado; e todos os discursos de formatura, pela primeira vez em 120 anos, foram feitos na língua de sinais. Nada disso teria sido concebível sem a revolta do Gallaudet.

Já se iniciam no Gallaudet todo tipo de mudanças: administrativas, educacionais, sociais, psicológicas. Mas o que mais se evidencia a essa altura é a postura muito diferente dos estudantes, a qual transmite um novo e totalmente desinibido senso de prazer e justificação, de confiança e dignidade. Esse novo senso de si mesmos representa uma ruptura decisiva com o passado, que apenas alguns meses atrás não se poderia imaginar.

No entanto, foi tudo mudado? Haverá uma "transformação da consciência" permanente? Os surdos do Gallaudet, e a comunidade surda como um todo, encontrarão de fato as oportunidades que buscam? Será que nós, os ouvintes, concederemos a eles essas oportunidades? Permitiremos que sejam eles próprios, uma cultura singular em nosso meio, e ainda assim os aceitaremos como coiguais, em todas as esferas de atividade? Espera-se que os eventos no Gallaudet sejam apenas o começo.

NOTAS

PREFÁCIO [pp. 9-14]

1. Embora o termo "língua de sinais" geralmente seja empregado para designar a Língua Americana de Sinais (American Sign Language, ASL), neste livro eu o uso para referir-me a todas as linguagens de sinais nativas, passadas e presentes (por exemplo, a Língua Americana de Sinais, a Francesa, a Chinesa, a Iídiche, a antiga Língua de Sinais do Condado de Kent). Excluem-se, porém, as formas sinalizadas de linguagens faladas (por exemplo, inglês em sinais), que são meras transliterações e carecem da estrutura das línguas de sinais genuínas.

2. Algumas pessoas da comunidade surda indicam essa distinção por meio de uma convenção na qual a surdez auditiva é escrita com "s" minúsculo, distinguindo-a da Surdez com "s" maiúsculo, uma entidade linguística e cultural.

3. Estas notas numerosas (e por vezes extensas) devem ser vistas como excursões mentais ou imaginativas, a ser empreendidas, ou evitadas, conforme aprouver ao leitor-viajante.

CAPÍTULO 1 [pp. 15-40]

1. Essa colega, Lucy K., fala e lê os lábios com tanta perícia que a princípio não notei que ela era surda. Foi só quando um dia, por acaso, virei o rosto enquanto falava, inadvertidamente interrompendo de imediato a comunicação, que percebi que ela não estava me ouvindo, e sim lendo meus lábios ("leitura labial" é um termo bastante inadequado para designar a complexa arte de observação, inferência e adivinhação inspirada dessa tarefa). Ao ficarem sabendo do diagnóstico de surdez, quando Lucy tinha doze meses de idade, seus pais imediatamente expressaram o desejo ardente de que a filha viesse a falar e fazer parte do mundo ouvinte, e sua mãe devotou várias horas por dia a um ensino particular e intensivo da fala — uma tarefa extenuante que durou doze anos. Só depois disso (aos catorze anos de idade), Lucy aprendeu a língua de sinais; esta sempre foi para ela uma segunda língua, que ela não emprega com "naturalidade". Lucy continuou (com sua excelente leitura labial e potentes aparelhos auditivos) em classes "normais" (de ouvintes) durante o curso secun-

dário e a faculdade, e hoje em dia trabalha em nosso hospital com pacientes ouvintes. Ela própria tem sentimentos confusos quanto à sua condição, tendo afirmado certa vez: "Às vezes sinto que estou entre dois mundos, que não me ajusto perfeitamente em nenhum deles".

2. Antes de ler o livro de Lane, eu encarava os poucos pacientes surdos sob meus cuidados em termos puramente médicos — como "ouvidos doentes" ou "otologicamente prejudicados". Depois de ler a obra, comecei a vê-los sob uma luz diferente, especialmente quando avistava três ou quatro deles fazendo sinais, cheios de uma vivacidade, uma animação que eu não conseguira perceber antes. Só então comecei a pensar neles não como surdos, mas como Surdos, como membros de uma comunidade linguística diferente.

3. Foram transmitidos pelo menos seis programas importantes na Inglaterra desde "Voices from silent hands" (Horizon, 1980). Nos Estados Unidos foram transmitidos muitos programas (em especial alguns excelentes produzidos pela Gallaudet University, por exemplo "Hands full of words"), sendo o mais recente e importante deles o documentário em quatro partes de Frederick Wiseman, "Deaf and blind", transmitido pela televisão pública em 1988. Também tem havido um número crescente de representações ficcionais da surdez na televisão. Por exemplo, em janeiro de 1989 um episódio da nova série de "Jornada nas estrelas", intitulado "Mais alto do que um sussurro", mostrou o ator surdo Howie Seago como um embaixador surdo de outro planeta que se comunicava por sinais.

4. Wright, 1969, pp. 200-1.

5. Isso era verdade na época em que Wright escreveu seu livro, em 1969. Desde então tem havido uma profusão de obras sobre a surdez escrita por surdos, das quais a mais notável é *Deaf in America*: *voices from a culture*, dos linguistas surdos Carol Padden e Tom Humphries. Também têm surgido romances sobre surdos escritos por surdos, por exemplo *Islay*, de Douglas Bullard, que procura apreender as percepções distintas, o fluxo de consciência, a fala interna dos usuários da língua de sinais. Para outros livros escritos por autores surdos, ver a fascinante bibliografia fornecida por Wright em *Deafness*.

6. Wright, 1969, p. 25.

7. Wright usa a frase de Wordsworth, "música do olhar", para referir-se a essas experiências, mesmo quando não há fantasmas auditivos ocorrendo simultaneamente, e ela é usada por diversos autores surdos como uma metáfora para seu senso de padrões e beleza visual. Também é empregada em especial para referir-se aos motivos recorrentes (as "rimas", as "consonâncias" etc.) da poesia da língua de sinais.

8. Wright, 1969, p. 22.

9. Existe, obviamente, um "consenso" dos sentidos — os objetos são simultaneamente ouvidos, vistos, sentidos, cheirados; o som, a visão, o cheiro e a sensação ocorrem juntos. Essa correspondência é estabelecida pela experiência e a associação. Normalmente, isso não é algo de que tenhamos

consciência, embora pudesse ser grande a surpresa para nós se alguma coisa não soasse conforme sua aparência — se um dos nossos sentidos transmitisse uma impressão discrepante. Mas, de um modo muito súbito e surpreendente, podemos *ser levados* a tomar consciência da correspondência dos sentidos se formos repentinamente privados de um sentido ou se adquirirmos um. Por exemplo, David Wright "ouviu" a fala no momento em que ficou surdo; um de meus pacientes anósmicos "sentia o cheiro" das flores sempre que as via (Sacks, 1985), e um paciente descrito por Richard Gregory (em "Recovery from early blindness; a case study", reproduzido em Gregory, 1974) conseguiu de imediato ver as horas num relógio assim que pôde enxergar (tinha sido cego desde o nascimento), depois de uma operação da vista: antes disso, ele se acostumara a sentir os ponteiros de um relógio com o vidro removido, mas pôde fazer uma transferência "transmodal" instantânea desse conhecimento, do tátil para o visual, assim que foi capaz de ver.

10. Essa sensação de ouvir (ou seja, imaginar) "vozes fantasmagóricas" ao ler os lábios é bastante característica das pessoas com surdez *pós-linguística*, para quem a fala (e a "fala interna") foi no passado uma experiência auditiva. Não se trata de "imaginar" no sentido usual, mas de uma "tradução" instantânea e automática da experiência visual para uma experiência auditiva correlata (baseada na vivência e na associação) — uma tradução que provavelmente tem base neurológica (de conexões visuais-auditivas estabelecidas por experiência). Isso não ocorre, é claro, nos que têm surdez *pré-linguística*, os quais não possuem experiências ou imagens auditivas mentais a que possam recorrer. Para eles, a leitura labial — assim como, de fato, a leitura comum — é uma experiência inteiramente visual; eles veem, mas não ouvem a voz. É tão difícil para nós, falantes-ouvintes, até mesmo conceber uma "voz" visual desse tipo quanto, para os que nunca ouviram, conceber uma voz que se ouve.

Os natissurdos, é preciso acrescentar, talvez tenham a mais rica apreciação do inglês escrito, de Shakespeare (digamos), muito embora as palavras não lhes sejam "faladas" de um modo auditivo. Elas são faladas para eles, devemos supor, de um modo inteiramente visual — eles não ouvem, *veem* a "voz" das palavras.

Quando lemos, ou imaginamos alguém falando, "ouvimos" uma voz no ouvido interno. E os que nasceram surdos? Como eles imaginam a voz? Clayton Vally, um poeta surdo que se expressa na língua de sinais, quando está criando um poema sente seu corpo fazer pequenos sinais — ele está, por assim dizer, falando consigo mesmo, em sua própria voz. Mas e se *outras* vozes forem imaginadas, sonhadas ou "ouvidas" em alucinação? Os loucos frequentemente têm o sintoma de "ouvir" vozes — outras vozes, muitas vezes acusadoras, que ralham com eles ou os adulam; será que os surdos, se enlouquecerem, também terão o sintoma de "ver vozes"? E, em caso positivo, como é que elas são vistas? Como mãos no ar fazendo sinais ou como aparições de corpo inteiro fazendo sinais? Descobri que é singularmente difícil chegar a uma resposta clara — assim como pode ser difícil, às vezes, conseguir que uma pessoa descreva o modo como sonha. A pessoa é levada a entender alguma coisa, no decorrer do sonho, porém é incapaz de dizer *como*, se foi por meio de sinais ou de sons. Até o presente existem poucos estudos sobre alucinações, sonhos e imagens mentais dos surdos.

A questão do quanto as pessoas com surdez pós-linguística podem continuar a "ouvir" tem analogia com as formas como os que ficaram cegos numa idade mais avançada podem continuar a "ver", e continuam, de um modo ou de outro, acordados ou sonhando, a viver num mundo visual. O mais extraordinário relato autobiográfico de uma situação assim é o livro recentemente publicado de John Hull (1990). "Durante os primeiros dois anos de cegueira", escreve ele, "quando eu pensava em pessoas conhecidas, elas se inseriam em um de dois grupos. Existem as com rosto e as sem rosto. [...] As pessoas que conheci antes de perder a visão têm rosto, mas as que conheci depois não têm [...] com o passar do tempo, aumentou a proporção de pessoas sem rosto." No caso das pessoas que ele conhecia, surgiam imagens vívidas de seus rostos quando elas lhe falavam — mas imagens fixadas pelas últimas impressões que ele teve antes de ficar cego e, portanto, cada vez mais ultrapassadas. No caso dos outros, para quem não havia memórias visuais verdadeiras, ocorreram, em certo período, "projeções" visuais incontinentes (talvez análogas aos "fantasmas" auditivos de Wright e aos membros fantasmas de pessoas que sofreram amputação: esses "fantasmas sensoriais" são criados pelo cérebro quando ele é subitamente privado de estímulos sensoriais normais).

De um modo geral, Hull constatou que no decorrer dos anos ele foi mergulhando cada vez mais no que denomina "cegueira profunda", com cada vez menos lembranças, ou imaginação, ou necessidade de imagens visuais e cada vez mais um senso de ser alguém que "enxerga com o corpo todo", vivendo num mundo autônomo e completo de sensações físicas, tato, olfato, paladar e, obviamente, audição — todos esses sentidos agora muitíssimo intensificados. Ele continua a servir-se de imagens e metáforas visuais quando fala, mas estas, crescentemente, são para ele apenas metáforas. É provável que os que ficaram surdos não muito jovens possam, de modo semelhante, perder gradativamente uma porção cada vez maior de suas memórias e imagens auditivas à medida que avançam em direção ao mundo exclusivamente visual da surdez "profunda". Quando perguntaram a Wright se ele desejava ter de volta sua audição naquele estágio, ele respondeu que não, pois agora, para ele, seu mundo estava completo.

11. Essa é a ideia estereotipada, que não corresponde inteiramente à verdade. Os surdos congênitos não vivenciam o "silêncio" nem se queixam dele (assim como os cegos não vivenciam a "escuridão" ou não se queixam dela). Essas são nossas projeções, nossas metáforas para o estado deles. Ademais, os que têm a surdez mais profunda conseguem ouvir ruídos de vários tipos e ser sensíveis a vibrações de toda espécie. Essa sensibilidade às vibrações pode tornar-se

um tipo de sentido acessório: por exemplo, Lucy K., embora profundamente surda, é capaz de avaliar de imediato um acorde como "dominante" colocando a mão sobre o piano, e consegue interpretar vozes em telefones com grande amplificação; em ambos os casos, o que ela parece perceber são vibrações, e não sons. O desenvolvimento da percepção de vibrações como um sentido acessório guarda certas analogias com o desenvolvimento da "visão facial" (que usa o rosto para receber uma espécie de informação de sonar) nos cegos.

Os ouvintes tendem a perceber vibrações *ou* sons: por exemplo, um dó muito grave (abaixo da escala do piano) pode ser ouvido como um dó grave *ou* como uma tremulação sem tom de dezesseis vibrações por segundo. Uma oitava abaixo disso, ouvimos apenas tremulações; uma oitava acima (32 vibrações por segundo), ouvimos uma nota grave sem tremulações. A percepção de "tom" dentro dos limites da audição é uma espécie de julgamento ou *constructo* sintético do sistema auditivo normal (ver *The sensations of tone*, de Helmholtz, publicado pela primeira vez em 1862). Se isso não puder ser obtido, como no caso dos profundamente surdos, é possível que ocorra uma extensão aparente do sentido vibratório para cima, para regiões que, nos ouvintes, são percebidas como tons — até mesmo na faixa intermediária da música e da fala.

12. Isabelle Rapin considera a surdez uma forma tratável, ou melhor, evitável, de retardo mental (ver Rapin, 1979).

Existem diferenças fascinantes no estilo, no modo de se relacionar com o mudo, entre os surdos e os cegos (e os normais). As crianças cegas, em especial, tendem a tornar-se "hiperverbais", a empregar elaboradas descrições verbais no lugar de imagens visuais, tentando negar, ou substituir, a faculdade visual pela verbal. Na opinião da psicanalista Dorothy Burlingham, isso tendia a produzir uma espécie de "falso eu" pseudovisual, o fingimento de que a criança estava enxergando quando não estava (Burlingham, 1972). Para Burlingham, era crucial considerar as crianças cegas dotadas de um perfil e de um "estilo" inteiramente diferentes — que exigia um tipo diferente de educação e linguagem —, encarando-as não como diferentes, mas como diferentes e distintas a seu próprio modo. Essa foi uma atitude revolucionária na década de 1930, quando seus primeiros estudos foram publicados. Seria ótimo se houvesse estudos psicanalíticos comparáveis sobre crianças natissurdas — mas isso exigiria um psicanalista que, se não fosse ele próprio surdo, pelo menos fosse fluente na língua de sinais, de preferência que a tivesse como língua nativa.

13. Victor, o Menino Selvagem, foi visto pela primeira vez nas florestas de Aveyron em 1799, andando de quatro, comendo bolotas de carvalho, vivendo como um animal. Ao ser levado para Paris em 1800, ele despertou um enorme interesse filosófico e pedagógico: de que modo ele pensava? Seria possível educá-lo? O médico Jean-Marc Itard, também notável por sua compreensão (e interpretações errôneas) dos surdos, levou o menino para casa e tentou ensinar-lhe a língua e educá-lo. O primeiro ensaio de Itard foi publicado em 1807 e seguido de muitos outros (ver Itard, 1932). Harlan Lane também dedi-

cou um livro a ele, no qual reflete, entre outras coisas, sobre o contraste entre esses meninos "selvagens" e as pessoas que nascem surdas (Lane, 1976).

O pensamento romântico do século XVIII, do qual Rousseau foi um exemplo tão célebre, inclinava-se a considerar toda desigualdade, toda miséria, toda culpa, todas as restrições como um resultado da civilização e a julgar que a inocência e a liberdade somente poderiam ser encontradas na natureza: "O homem nasce livre, mas por toda parte está acorrentado". A horrenda realidade de Victor foi uma espécie de corretivo para isso, uma revelação, como explica Clifford Geertz, de que:

> natureza humana independente de cultura é coisa que não existe. Homens sem cultura não seriam [...] os nobres da natureza descritos pelos iluministas primitivistas. [...] Seriam monstruosidades inexequíveis com pouquíssimos instintos úteis, ainda menos sentimentos reconhecíveis e nenhum intelecto: inutilidades mentais. [...] Uma vez que nosso sistema nervoso central — e em especial sua suprema maldição e glória, o neocórtex — desenvolveu-se em grande medida na interação com a cultura, ele é incapaz de dirigir nosso comportamento ou de organizar nossa experiência sem a orientação proporcionada pelos sistemas de símbolos significantes. [...] Somos, em suma, animais imperfeitos ou incompletos que nos aperfeiçoamos ou nos completamos por meio da cultura (Geertz, 1973, p. 49).

14. Miller, 1976.

15. Wright, 1969, pp. 32-3.

16. Wright, 1969, pp. 50-2.

17. Já no século XVI, alguns surdos filhos de famílias nobres haviam sido ensinados a falar e a ler, graças a muitos anos de ensino, para que pudessem ser reconhecidos como pessoas pela lei (os mudos não eram reconhecidos) e herdar os títulos e a fortuna da família. Pedro Ponce de Léon, na Espanha quinhentista, os Braidwood na Grã-Bretanha, Amman na Holanda e Pereire e Deschamps na França, foram, todos, educadores ouvintes que com maior ou menor êxito procuraram ensinar alguns surdos a falar. Lane ressalta que muitos desses educadores recorriam a sinais e soletravam com o dedo para ensinar a falar. De fato, até mesmo os mais célebres desses pupilos surdos ensinados a falar conheciam e usavam a língua de sinais. Sua fala geralmente era pouco inteligível e tendia a regredir assim que o ensino intensivo se reduzia. Mas antes de 1750, para a grande maioria, para 99,9% dos natissurdos, não havia esperança de alfabetização ou educação.

18. Lane, 1984*b*, pp. 84-85.

19. Existiram, porém, línguas puramente escritas, como a língua erudita empregada durante mais de mil anos pela elite da burocracia chinesa, uma língua que nunca foi falada e, de fato, nunca se destinou a ser falada.

20. De l'Epée reproduz com exatidão Rousseau, seu contemporâneo, e o mesmo se dá com todas as descrições setecentistas da língua de sinais. Rousseau (no *Discurso sobre a origem da desigualdade* e no *Ensaio sobre a origem das línguas*) concebeu uma língua humana primordial ou original, na qual tudo tem seu nome verdadeiro e natural; uma língua tão concreta, tão específica, que pode apreender a essência, a "particularidade" de tudo, tão espontânea que expressa todas as emoções diretamente, e tão transparente que é incapaz de subterfúgios ou ilusão. Uma língua assim seria desprovida (e, de fato, não teria necessidade) de lógica, gramática, metáfora ou abstrações — seria uma língua não mediata, uma expressão simbólica do pensamento e dos sentimentos mas, quase magicamente, uma língua *i*mediata. Talvez a ideia de uma língua assim — uma língua do coração, uma língua de perfeita transparência e lucidez, uma língua que pode dizer tudo, sem jamais nos enganar ou enredar (Wittgenstein muitas vezes falou do feitiço da língua), uma língua tão pura e profunda quanto a música — seja uma fantasia universal.

21. Lane, 1984*b*, p. 181.

22. Essa ideia de que a língua de sinais é uniforme e universal, que permite aos surdos de todo o mundo comunicar-se uns com os outros de forma instantânea, ainda é muito difundida. Ela é absolutamente falsa. Existem centenas de linguagens de sinais diferentes, as quais surgiram independentemente sempre que houve um número significativo de pessoas surdas em contato umas com as outras. Por exemplo, existe a Língua Americana de Sinais, a Britânica, a Francesa, a Dinamarquesa, a Chinesa, a Maia, embora elas não tenham relação com o inglês, o francês, o chinês etc. falados. (Mais de cinquenta linguagens de sinais nativas, da aborígine australiana à iugoslava, são descritas minuciosamente em Van Cleve, 1987.)

23. Lane, 1984*b*, p. 32.

24. Os textos de Hughlings-Jackson sobre linguagem e afasia foram convenientemente reunidos num volume de *Brain* publicado pouco depois da morte desse autor (Hughlings-Jackson, 1915). A melhor crítica da concepção jacksoniana de "proposicionar" encontra-se no capítulo 3 da primorosa obra em dois volumes de Henry Head, *Aphasia and kindred disorders of speech*.

25. Lane, 1984*b*, p. 37.

26. De fato, foi sua ignorância ou incredulidade a esse respeito que o levou a propor, e a impor, seu inteiramente absurdo e supérfluo sistema de "sinais metódicos" que, em certa medida, retardava a educação e a comunicação dos surdos. A compreensão da língua de sinais por De l'Epée continha tanto exaltação como depreciação. Ele a considerava, por um lado, uma língua "universal"; por outro lado, destituída de gramática (portanto, necessitando da importação da gramática francesa, por exemplo). Esse equívoco persistiu por sessenta anos, até que Roch-Ambroise Bébian, pupilo de Sicard, percebendo claramente que a língua de sinais nativa era autônoma e completa, descartou os "sinais metódicos", a gramática importada.

27. Lane, 1984*b*, p. 195.

28. Em *When the mind hears*, Harlan Lane torna-se novelista-biógrafo-historiador e assume a *persona* de Clerc, por meio da qual relata os primeiros tempos da história dos surdos. Como a vida fecunda e longa de Clerc atravessou os eventos mais importantes, em muitos dos quais, de fato, ele teve um papel importante, sua "autobiografia" transforma-se em uma admirável história pessoal dos surdos.

A história do recrutamento e ida de Laurent Clerc para os Estados Unidos é uma parte muito prezada da história e do folclore dos surdos. Diz a história que certo dia, observando algumas crianças brincarem em seu jardim, o reverendo Thomas Gallaudet surpreendeu-se porque uma delas não participava da brincadeira. Ele descobriu que seu nome era Alice Cogswell — e que ela era surda. Tentou ensiná-la pessoalmente, depois conversou com o pai da menina, Mason Cogswell, cirurgião de Hartford, a respeito da fundação de uma escola para surdos no local (não havia escolas para surdos nos Estados Unidos naquela época).

Gallaudet viajou para a Europa à procura de um professor, alguém que fundasse, ou ajudasse a fundar, uma escola em Hartford. Primeiro ele foi à Inglaterra, a uma das escolas Braidwood, uma das escolas "orais" que haviam sido criadas no século anterior (foi uma escola Braidwood que Samuel Johnson encontrou em sua jornada às Hébridas), mas ali o receberam com frieza: o método oral, disseram, era um "segredo". Em seguida a essa experiência na Inglaterra, ele foi a Paris, onde descobriu Laurent Clerc lecionando no Institute of Deaf-Mutes. Será que *ele* — que também era surdo-mudo, que nunca se aventurara fora de sua França natal, e de fato nem mesmo muito além dos limites do instituto —, será que ele estaria disposto a partir e levar o Verbo (a língua de sinais) para os Estados Unidos? Clerc concordou, e os dois embarcaram; nos 52 dias de viagem para os Estados Unidos, Clerc ensinou a Gallaudet a língua de sinais, e Gallaudet ensinou-lhe inglês. Pouco depois de chegarem, eles começaram a angariar fundos — tanto a população quanto o poder público mostraram-se animados e generosos —, e no ano seguinte, juntamente com Mason Cogswell, fundaram o Asylum em Hartford. Uma estátua de Thomas Gallaudet, dando aula para Alice, encontra-se hoje no gramado da Gallaudet University.

29. Esse ambiente emana de cada página de um livro encantador, *The deaf and the dumb*, de Edwin John Mann, ex-aluno do Asilo Hartford, publicado por Hitchcock em 1836.

30. Não temos suficiente conhecimento direto sobre a evolução da ASL, especialmente em seus primeiros cinquenta anos, quando ocorreu uma extensa "crioulização", à medida que a Língua Francesa de Sinais se americanizou (ver Fischer, 1978; Woodward, 1978). Já existia um grande abismo entre a Língua Francesa de Sinais e a nova ASL crioula em 1867 — o próprio Clerc fez comentários a esse respeito —, e o abismo continuou a crescer nos últimos 120 anos.

Mesmo assim, existem ainda semelhanças significativas entre as duas línguas — suficientes para que um americano usuário da Língua Americana de Sinais se sinta mais ou menos à vontade em Paris. Ao contrário, quem usa a Língua Americana de Sinais tem muita dificuldade para entender a Língua Britânica de Sinais, que possui origens nativas próprias bem diferentes.

31. Os dialetos de sinais nativos podem ser extremamente diferentes: por exemplo, antes de 1817, um americano surdo que viajasse pelos Estados Unidos encontraria dialetos de sinais incompreensivelmente diversos do seu; e a padronização foi tão lenta na Inglaterra que até bem pouco tempo atrás duas pessoas de aldeias vizinhas que usassem a língua de sinais podiam não compreender uma à outra.

32. O velho termo "surdo-mudo" implica uma suposta inadequabilidade dos que nascem surdos para falar. Obviamente, os natissurdos são perfeitamente capazes de falar — possuem aparelho fonador idêntico ao de todos os demais; o que lhes falta é a capacidade de ouvir a própria fala e, portanto, de monitorar com o ouvido o som de sua voz. Assim, sua fala pode ser anormal na amplitude e no tom, com omissão de muitas consoantes e outros sons da fala, às vezes ao ponto de ser ininteligível. Como os surdos não conseguem monitorar sua fala usando o ouvido, têm de aprender a monitorá-la usando outros sentidos — visão, tato, senso de vibração e cinestesia. Ademais, as pessoas com surdez pré-linguística não dispõem de imagem auditiva, não têm ideia alguma de como é realmente o som da fala, não têm noção da correspondência entre som e significado. O que é essencialmente um fenômeno auditivo tem de ser entendido e controlado por meios não auditivos. É isso que traz imensas dificuldades e que para ser obtido pode requerer milhares de horas de ensino individual.

Essa é a razão por que as vozes das pessoas com surdez pré-linguística e as das com surdez pós-linguística são em geral muito diferentes e distinguíveis de imediato: as com surdez pós-linguística *lembram-se* de como falar, apesar de já não poderem monitorar prontamente sua fala; as com surdez pré-linguística têm de ser *ensinadas* a falar, sem noção ou lembrança alguma do som da fala.

33. Embora Bell tenha sido visto pelos surdos como uma espécie de ogro (George Veditz, ex-presidente da Associação Nacional dos Surdos e herói dos surdos, proclamou-o "o inimigo mais temível dos surdos americanos"), cabe notar que Bell, em certa ocasião, afirmou:

> Julgo que, se considerarmos unicamente a condição mental da criança sem a referência da língua, nenhuma língua alcançará a mente como a língua de sinais; ela é o método adequado para atingir a mente da criança surda.

Tampouco Bell ignorava a língua de sinais; ao contrário, "expressava-se fluentemente com os dedos — tão bem quanto qualquer surdo-mudo [...] [ele] sabia usar os dedos com graça e facilidade cativantes", afirmou seu amigo surdo Albert Ballin. Também Ballin considerava um "hobby" o interesse de Bell pelos surdos — porém, mais exatamente, esse interesse tem muitas das características de uma obsessão violenta e conflitante (ver Gannon, 1981, pp. 78-9).

34. Muitos dos surdos atualmente são analfabetos funcionais. Um estudo realizado pelo Gallaudet College em 1972 mostrou que o nível médio de leitura dos surdos de dezoito anos que concluíram o curso secundário nos Estados Unidos atingia apenas o nível de um aluno de quarto ano primário, e um estudo do psicólogo britânico R. Conrad indica situação semelhante na Inglaterra, onde os alunos surdos, formando-se no secundário, leem no mesmo nível de crianças de nove anos (Conrad, 1979).

35. Furth, 1966.

36. Obviamente, haviam surgido antes disso outras novelas, como *The heart is a lonely hunter*, de Carson McCuller (1940). Nesse livro, a figura do sr. Singer, um surdo isolado num mundo de ouvintes, é bem diferente dos protagonistas da novela de Greensberg, que são vividamente cônscios de suas identidades de surdos. Uma enorme mudança social, uma mudança de perspectiva social, ocorreu nos trinta anos decorridos entre um livro e outro, salientando-se sobretudo a emergência de uma nova consciência de si mesmo.

37. Embora possa haver o desenvolvimento precoce de um vocabulário de sinais, o desenvolvimento da gramática de sinais ocorre na mesma idade e da mesma forma que a aquisição da gramática na língua falada. O desenvolvimento linguístico, assim, produz-se com o mesmo ritmo em todas as crianças, surdas ou ouvintes. Se os sinais aparecem mais cedo do que a fala, é porque eles são mais fáceis de fazer, pois consistem em movimentos relativamente simples e lentos dos músculos, enquanto a fala necessita da coordenação relâmpago de centenas de estruturas diferentes e só se torna possível no segundo ano de vida. Entretanto, é intrigante o fato de uma criança surda aos quatro meses poder fazer o sinal que representa "leite", enquanto uma criança ouvinte apenas consegue chorar ou olhar em volta. Talvez todo bebê tivesse vantagem em conhecer alguns sinais!

38. Pode-se suspeitar de surdez com a observação, mas não é fácil provar sua existência no primeiro ano de vida. Portanto, havendo alguma razão para a suspeita de surdez — por exemplo, porque houve outros surdos na família ou porque não há reação a ruídos súbitos —, deve ser feito o teste fisiológico da reação do cérebro ao som (medindo os chamados potenciais auditivos evocados do tronco cerebral). Esse teste, relativamente simples, pode confirmar ou excluir o diagnóstico de surdez já na primeira semana de vida.

39. Sicard imaginou uma comunidade assim:

> Não poderia haver em alguma parte do mundo toda uma sociedade de pessoas surdas? Pois bem: julgaríamos então que esses indivíduos são inferiores, que não são inteligentes e lhes falta comunicação? Eles certamente teriam uma língua de sinais, talvez uma língua até mais rica do que a nos-

sa. Essa língua no mínimo seria livre de ambiguidades, sempre fornecendo uma descrição precisa dos estados da mente. Assim, por que essas pessoas não seriam civilizadas? Por que não teriam, de fato, leis, governo, polícia menos suspeitos do que os nossos? (Lane, 1984*b*, pp. 89-90)

Essa visão, tão idílica para Sicard, também foi imaginada — mas, inversamente, de um modo horrível — pelo igualmente hiperbólico Alexander Graham Bell, cujo livro carregado de temores escrito em 1883, *Memoir upon the formation of a deaf variety of the human race*, com suas sugestões draconianas para "lidar" com os surdos, foi instigado pela vivência de Bell em Martha's Vineyard (ver adiante). Há indícios de ambos os sentimentos — o idílico e o horrível — no admirável conto "O país dos cegos", de H. G. Wells.

Os próprios surdos têm impulsos ocasionais de separatismo, ou "sionismo" surdo. Em 1831, Edmund Booth sugeriu a formação de um distrito ou comunidade de surdos, e em 1856 John James Flournoy preconizou a criação de um estado de surdos, "nosso oeste". E, em fantasia, a ideia continua ativa. Por exemplo, Lyson C. Sulla, o herói surdo de Islay, sonha em tornar-se governador do estado de Islay e fazer dele um estado "de, por e para" surdos (Bullard, 1986).

40. Existiram e existem outras comunidades isoladas com alta incidência de surdez e atitudes incomumente propícias aos surdos e sua língua. Esse é o caso de Providence, ilha caribenha minuciosamente estudada por James Woodward (Woodward, 1982) e também descrita por William Washabaugh (Washabaugh, 1986).

Talvez o exemplo de Martha's Vineyard não seja tão raro; talvez, de fato, possamos esperar que o mesmo ocorra sempre que houver números significativos de surdos numa comunidade. Existe um povoado isolado no Yucatán (descoberto e originalmente filmado pelo etnógrafo e cineasta Hubert Smith e hoje em dia sendo estudado nos aspectos linguísticos e antropológicos por Robert Johnson e Jane Norman, da Gallaudet University) onde treze adultos e um bebê, em uma população de aproximadamente quatrocentas pessoas, são surdos congênitos — também nesse caso, todo o povoado usa a língua de sinais. Há outros familiares surdos — primos, primos em segundo grau etc. — em povoados próximos.

A língua de sinais que eles empregam não é "nativa", e sim uma língua de sinais que sem dúvida é antiga, pois é inteligível para todos os surdos, apesar de eles estarem espalhados por centenas de quilômetros quadrados e praticamente não terem contato uns com os outros. Ela é bem diferente da língua de sinais do México central, usada em Merida e outras cidades — de fato, as duas são mutuamente ininteligíveis. A vida plena e bem integrada dos surdos da zona rural — em comunidades que os aceitam sem restrições e que se adaptaram por conta própria aprendendo a língua de sinais — contrasta marcadamente com o baixo nível social, informativo, educacional e linguístico dos surdos "urbanos" de Merida, que (após anos de instrução inadequada) se veem preparados apenas para trabalhar como mascates ou dirigir táxis-bicicleta. Percebe-se aqui o quanto a comunidade muitas vezes tem êxito, enquanto o "sistema" fracassa.

41. Além de sua exemplar escola de surdos, a cidade de Fremont, na Califórnia, oferece oportunidades de trabalho sem igual para os surdos, assim como um raro nível de consciência e respeito por parte do público em geral e das autoridades. A existência de milhares de surdos numa área de Fremont originou uma fascinante situação bilíngue e bicultural que faz com que a língua falada e a língua de sinais sejam usadas igualmente. Em certas partes da cidade, podemos ver cafés onde metade dos fregueses fala e a outra metade comunica-se por sinais, ACMs onde surdos e ouvintes trabalham juntos e jogos atléticos com a participação conjunta de surdos e ouvintes. Existe ali não apenas uma associação — uma associação cordial entre surdos e ouvintes —, mas uma considerável fusão ou difusão das duas culturas, de modo que numerosas pessoas ouvintes (especialmente crianças) começaram a adquirir a língua de sinais, em geral de maneira inconsciente, assimilando-a com facilidade em vez de deliberadamente aprendê-la. Portanto, mesmo naquela movimentada cidade industrial do vale do Silício na década de 1980 (e existe uma situação um tanto semelhante em Rochester, Nova York, onde milhares de estudantes surdos, alguns provenientes de famílias de surdos, frequentam o NTID), vemos que a propícia situação de Martha's Vineyard pode reaparecer.

42. Conheci recentemente uma jovem, Deborah H., ouvinte filha de pai e mãe surdos que aprendeu a língua de sinais como primeira língua. Ela me contou que com frequência retorna à língua de sinais e que "pensa em sinais" sempre que precisa resolver um problema intelectual complexo. A língua tem uma função tanto intelectual como social e, para Deborah, ouvinte que hoje vive num mundo de ouvintes, a função social relaciona-se muito naturalmente à fala, mas a função intelectual, ao que parece, ainda se apresenta a ela na língua de sinais.

Adendo (1990): Uma interessante dissociação ou duplicidade de expressão verbal e motora é descrita por Arlow (1976) num estudo psicanalítico de um filho ouvinte de pais surdos:

> A comunicação por comportamento motor tornou-se uma parte importantíssima da transferência. [...] Sem saber, eu estava recebendo simultaneamente dois conjuntos de comunicação: um em palavras, a forma na qual o paciente se comunicava usualmente comigo, e outro em gestos [sinais], como o paciente se comunicava com seu pai. Em outras ocasiões durante a transferência, os símbolos motores representavam uma interpretação do texto verbal que o paciente estava comunicando. Aqueles símbolos motores continham material adicional que aumentava ou, mais provavelmente, contradizia o que estava sendo comunicado verbalmente. Em certo senti-

do, "material inconsciente" estava se revelando na consciência por meio da comunicação motora em vez da verbal.

CAPÍTULO 2 [pp. 41-105]

1. É muito comum a surdez de um bebê não ser notada, mesmo por pais inteligentes e em outros aspectos observadores, e ser diagnosticada tardiamente, quando a criança deixa de desenvolver a fala. O diagnóstico adicional de "retardo mental" também é muito comum, e pode permanecer pelo resto da vida. Muitos hospitais e asilos para doentes mentais tendem a abrigar vários pacientes surdos congênitos considerados "retardados", "alienados" ou "autistas" que podem não ser nada disso mas ter sido tratados como tais e privados de um desenvolvimento normal desde o início da vida.

2. Será mesmo? William James, sempre interessado na relação do pensamento com a linguagem, correspondeu-se com Theophilus d'Estrella, um talentoso artista e fotógrafo surdo e, em 1893, publicou, juntamente com suas reflexões, uma carta autobiográfica que D'Estrella lhe enviou (James, 1893). D'Estrella nasceu surdo e só começou a aprender uma língua de sinais formal aos nove anos (embora tivesse inventado uma fluente "língua de sinais nativa" desde muito pequeno). No princípio, ele escreveu:

> Eu pensava por meio de figuras e sinais antes de entrar na escola. As figuras não tinham detalhes exatos, mas eram gerais. Elas eram momentâneas e passageiras aos olhos de minha mente. Os sinais [nativos] não eram amplos, mas um tanto convencionais [pictóricos], no estilo mexicano [...] nem um pouco parecidos com os símbolos da língua dos surdos-mudos.

Mesmo sem saber uma língua, D'Estrella, quando criança, era claramente inquisitivo, imaginativo, refletido, até mesmo dado à especulação: concluiu que o mar salgado é a urina do grande Deus do Mar e que a lua é uma deusa no céu. Tudo isso ele conseguiu relatar quando, no décimo ano de vida, ingressou na California School for the Deaf e aprendeu a comunicar-se por sinais e a escrever. D'Estrella afirma que *pensava*, e pensava amplamente, ainda que em imagens e figuras, antes de aprender a língua formal; a língua, em sua opinião, serviu para "elaborar" seus pensamentos, sem ter sido necessária inicialmente para pensar. Esta também foi a conclusão de James:

> Suas reflexões cosmológicas e éticas eram os frutos de seu pensamento solitário. [...] Ele certamente não dispunha de gestos convencionais para as relações casuais e lógicas encontradas em suas induções sobre a lua, por exemplo. Dentro de suas limitações, portanto, *sua narrativa tende a contrariar a ideia de que nenhum pensamento abstrato é possível sem palavras.*

> Pensamento abstrato de um tipo decididamente refinado, tanto científico como moral, ocorreu ali numa fase anterior aos meios de expressá-los a outras pessoas. [Grifo meu.]

James concluiu que o estudo de pessoas surdas desse tipo poderia ser importantíssimo para lançar luz sobre a relação entre pensamento e linguagem. (Cabe acrescentar que alguns dos críticos e correspondentes de James expressaram dúvidas quanto à confiabilidade do relato autobiográfico de D'Estrella.)

Mas será mesmo o pensamento, todo pensamento, dependente da linguagem? Inegavelmente parece, se pudermos confiar em relatos introspectivos, que o pensamento matemático (talvez uma forma muito especial de pensamento) pode desenvolver-se na ausência de uma língua. O matemático Roger Penrose discorre sobre isso com certas minúcias (Penrose, 1989) e dá exemplos de sua própria introspecção, bem como de relatos autobiográficos de Poincaré, Einstein, Galton e outros. Quando lhe perguntaram a respeito de seu pensamento, Einstein escreveu:

> As palavras ou a língua, quando escritas ou faladas, não parecem ter papel nenhum em meu mecanismo de pensamento. As entidades psíquicas que parecem servir como elemento de pensamento são determinados *sinais*, e *imagens* mais ou menos claras [...] de tipo visual e algumas de tipo muscular. Palavras convencionais ou outros sinais têm de ser buscados laboriosamente apenas em uma segunda etapa.

E Jacques Hadamard, em *The psychology of mathematical invention*, escreve:

> Assevero que as palavras estão absolutamente ausentes de minha mente quando penso de fato [...] [e] mesmo depois de ler ou ouvir uma questão, cada palavra desaparece no momento em que começo a raciocinar sobre ela; e concordo inteiramente com Schopenhauer quando ele escreve que "os pensamentos morrem no momento em que se corporificam em palavras".

Penrose, ele próprio geômetra, conclui que as palavras são quase inúteis para o pensamento matemático, embora possam prestar-se a outros tipos de pensamento. Sem dúvida, um jogador de xadrez, ou um programador de computadores, um músico, um ator, um artista visual, chegaria a conclusões algo semelhantes. Está claro que a língua, estreitamente concebida, não constitui o único veículo ou instrumento de pensamento. Talvez precisemos ampliar o domínio da "linguagem" de modo que ela venha a abranger a matemática, a música, a representação teatral, a arte... *todas* as formas de sistema representativo.

Mas será que uma pessoa verdadeiramente *pensa* nesses sistemas? Será que Beethoven, em sua derradeira fase, realmente pensava em forma de música? Não parece provável, muito embora seu pensamento fosse articulado e transmitido em música e não possa ser vislumbrado ou entendido exceto *por meio* da música. (Ele foi em todos os momentos um grande formalista, e tornou-se surdo nos últimos vinte anos.) Será que Newton pensava em equações diferenciais quando estava "viajando por estranhos mares de pensamento, sozinho"? Também isso parece improvável, mas seu pensamento dificilmente pode ser compreendido exceto *por meio* de equações. Não se pensa, no nível mais profundo, em música ou equações, nem, talvez até mesmo para os artistas verbais, numa língua também. Schopenhauer e Vygotsky são ambos grandes artistas verbais, cujo pensamento, poderia parecer, é inseparável de suas palavras; entretanto, ambos garantem que ele está além das palavras: "Os pensamentos morrem no momento em que se corporificam em palavras", escreve Schopenhauer; "As palavras morrem quando expressam o pensamento", escreve Vygotsky.

Porém, se o pensamento transcende a língua e todas as formas representativas, ainda assim ele as cria, e precisa delas, para seu desenvolvimento. Tem sido assim na história humana, e é assim para cada um de nós. Pensamento não é língua, ou simbolismo, ou representação por imagens, ou música — mas sem estes ele pode extinguir-se, natimorto, na mente. É isso que ameaça um Joseph, um D'Estrella, um Massieu, um Ildefonso; que ameaça qualquer criança surda, ou qualquer criança em geral, que não consiga pleno acesso à língua e a outros instrumentos e formas culturais.

3. A. R. Luria e F. Ia. Yudovich discorrem sobre gêmeos idênticos com um retardo de linguagem congênito (devido a problemas cerebrais, e não a surdez). Esses gêmeos, embora de inteligência normal, e até mesmo brilhantes, agiam de um modo muito primitivo — suas brincadeiras eram repetitivas e sem criatividade. Tinham extrema dificuldade para resolver problemas, conceber ações ou planos complexos; nas palavras de Luria, havia "uma estrutura de consciência singular, insuficientemente diferenciada, [com incapacidade] para separar as palavras da ação, para dominar a orientação, para planejar atividade [...] para formular os objetivos da atividade com a ajuda da fala".

Quando os gêmeos foram separados e cada um adquiriu um sistema normal de linguagem, "toda a estrutura da vida mental de ambos mudou simultânea e acentuadamente [...] e passados apenas três meses, observamos o início de brincadeiras significativas [...] a possibilidade de atividade produtiva, construtiva, à luz de objetivos formulados [...] operações intelectuais que pouco antes disso encontravam-se apenas em estado embrionário. [...]".

Todos esses "progressos fundamentais" (como os designou Luria), progressos não só no funcionamento intelectual, mas em todo o ser daquelas crianças, "só podíamos atribuir à influência de um fator alterado — a aquisição de um sistema de linguagem".

Luria e Yudovich também comentam sobre as incapacidades dos surdos sem uma língua:

> O surdo-mudo que não foi ensinado a falar [...] não possui todas as formas de reflexão que se realizam por meio da fala. [...] [Ele] indica objetos ou ações com um gesto; é incapaz de formar conceitos abstratos, de sistematizar os fenômenos do mundo externo com a ajuda de sinais abstratos fornecidos pela língua mas que não são naturais à experiência visual, adquirida na prática.

(Ver Luria e Yudovich, 1958, especialmente pp. 120-3.)

Não podemos deixar de lamentar que Luria, aparentemente, não tenha tido experiência com surdos que houvessem aprendido com fluência uma língua, pois nesse caso ele nos teria fornecido descrições incomparáveis da aquisição de capacidade conceitual e sistematizadora *com* a linguagem.

Adendo (1990): Recentemente eu soube que, embora nunca tenha publicado trabalhos sobre o assunto, Luria na verdade se ocupou muito, durante a década de 1950, de crianças surdas (e surdas-cegas) e do papel da língua de sinais em sua educação e desenvolvimento. Isso representou, de certo modo, um retorno à "defectologia" que ele e Vygotsky exploraram como pioneiros nas décadas de 1920 e 1930 e que ele iria mais tarde explorar em suas técnicas de reabilitação de pacientes com danos neurológicos (ver nota 10, pp. 153-5).

4. Church, 1961, pp. 94-5.

5. *Nota de 1990*: Recentemente, na Itália, conheci um menino cigano de nove anos, Manuel, que nasceu surdo mas nunca vira outras pessoas surdas e (com sua vida andarilha de cigano) nunca recebera educação. Ele não sabia língua nenhuma, nem de sinais nem italiano, mas era brilhante, carinhoso e emocionalmente normal — era muito amado pelos pais e irmãos mais velhos, que lhe davam todo o tipo de incumbências. Quando ingressou na escola de surdos de via Nomentana, não havia certeza de que, na sua idade, ele conseguiria aprender com fluência uma língua. Mas ele se saiu muito bem e em três meses já aprendeu razoavelmente a língua de sinais e o italiano, aprecia ambas, gosta de se comunicar e é cheio de perguntas, de curiosidade e vitalidade intelectual. Seus resultados foram muito melhores do que os do pobre Joseph, cuja aquisição de uma língua tem sido lenta e laboriosa.

Por que essa diferença? Manuel claramente é uma criança inteligentíssima, e Joseph possui uma inteligência comum (embora não subnormal); mas talvez uma explicação melhor seja a de que Manuel sempre foi amado, sempre foi levado a participar, sempre foi *tratado como normal* — ele era por completo uma parte de sua família e comunidade, que o viam como diferente mas nunca como um estranho —, ao passo que Joseph era considerado autista ou retardado e com frequência tratado como tal. Manuel nunca foi excluído, nunca se *sentiu* excluído; não sofreu, como Joseph, o sentimento aniquilador de exclusão e isolamento.

Esse fator emocional provavelmente tem grande importância para determinar se haverá ou não êxito na aquisição da língua próximo da "idade crítica" ou depois dela. Ildefonso (p. 67), por exemplo, foi bem-sucedido, mas três outros adultos surdos que não sabiam nenhuma língua encontrados por Susan Schaller haviam sido tão prejudicados emocionalmente pelo isolamento (e, em um caso, pela internação em asilo) que se haviam tornado alheios e inacessíveis, *voltando-se contra a comunicação* e não mais se mostrando acessíveis a tentativas de estabelecer uma língua formal.

6. A autobiografia de Massieu é reproduzida em Lane, 1984*b*, pp. 76-80, e o livro de Sicard também é citado na mesma obra, pp. 83-126.

7. Em 1977, S. Goldin-Meadow e H. Feldman começaram a filmar um grupo de crianças profundamente surdas em idade pré-escolar, as quais tinham sido isoladas de outras pessoas que se comunicavam por sinais porque seus pais preferiam que elas aprendessem a falar e a ler os lábios (Goldin-Meadow e Feldman, 1977). Apesar desse isolamento e do forte incentivo dos pais para que usassem a fala, as crianças começaram a criar gestos — primeiro gestos simples, depois séries de gestos encadeados — para representar pessoas, objetos e ações. Isso foi o que aconteceu com Massieu e outros no século XVIII. Os "sinais nativos" que Massieu criou, e que aquelas crianças isoladas em idade pré-escolar criaram, são sistemas gestuais simples que podem apresentar uma sintaxe rudimentar e morfologia de um tipo muito limitado; mas eles não fazem a transição, o salto para a gramática e sintaxe plenas, como ocorre quando uma criança é exposta à língua de sinais.

Observações semelhantes foram feitas com respeito a adultos surdos isolados — havia um surdo assim nas ilhas Salomão, o primeiro em 24 gerações (Kuschel, 1973); também eles acabam por inventar sistemas de gestos, com sintaxe e morfologia muito simples, pelos quais podem comunicar necessidades e sentimentos básicos a quem os cerca — mas não podem, *por si mesmos*, dar o salto qualitativo, passando de um sistema gestual desse tipo para um sistema linguístico completo, inteiramente regido pela gramática.

Vemos aqui, como ressaltam Caron Padden e Tom Humphries, tentativas pungentes de inventar uma língua no tempo de uma vida. E, em essência, isso não pode ser feito, pois requer que uma criança, e um cérebro de criança, seja exposta a uma língua natural, que crie e transmita, que desenvolva uma língua natural. Portanto, as línguas de sinais são criações *históricas* que precisam de, no mínimo, duas gerações para surgir. A língua de sinais pode tornar-se ainda mais rica, evoluir, por várias gerações, como ocorreu em Martha's Vineyard, mas duas gerações já são suficientes.

Encontramos a mesma situação no caso da língua falada. Assim, quando comunidades linguisticamente diferentes encontram-se e precisam se comunicar, desenvolvem uma língua franca improvisada, sem gramática. A gramática só aparece na geração seguinte, quando os filhos a introduzem na língua franca dos pais, criando uma língua crioula rica e inteiramente regida pela gramática. Essa, pelo menos, é a tese do linguista Derek Bickerton (ver Restak, 1988, pp. 216-7). Assim, Adão e Eva surdos improvisariam sinais mas não possuiriam uma língua; uma língua de sinais verdadeira, gramatical, evoluiria apenas com o desenvolvimento de seus filhos, Caim e Abel.

Parece claro que o potencial gramatical está presente, até mesmo explosivamente presente, no cérebro de cada criança, e que ele se manifestará e se concretizará à menor oportunidade. Isso fica particularmente evidente no caso de crianças surdas que tinham estado isoladas mas são finalmente, por acaso, expostas à língua de sinais. Nesse caso, até mesmo o mais breve contato com uma língua de sinais inteiramente regida pela gramática pode servir para iniciar uma mudança enorme e rapidamente disseminada. Um vislumbre do emprego de sujeito/objeto ou da construção de uma sentença pode ser a faísca que acende o potencial gramatical latente do cérebro e origina uma súbita fulguração e uma conversão muito rápida de um sistema gestual para uma língua verdadeira. A gramática pode disseminar-se, entre essas crianças, como um contágio. Deve ser necessário um grau de isolamento muito excepcional, de fato, para impedir que isso ocorra.

8. A fascinada atribuição de nomes para as árvores e outras plantas por parte de Massieu ajudava a defini-las em categorias *perceptivas* únicas ("isto é um carvalho, isto é 'qualidade de carvalho'!"), mas não a defini-las de um modo mais *conceitual* ("Ah, uma gimnosperma!" ou "Ah, outra crucífera!"). E muitas dessas categorias "naturais", evidentemente, já lhe eram familiares. Muito maior foi a dificuldade com objetos não familiares, que não tinham anteriormente feito parte do mundo perceptivo. Há indícios disso no caso de Massieu, e fica absolutamente claro no caso de Victor, o Menino Selvagem. Assim, quando Itard, o professor de Victor, ensinou-lhe a palavra "livro", ela foi entendida de início como referindo-se a um livro *específico*, e o mesmo problema ocorreu com outras palavras, todas as quais, na interpretação de Victor, designavam alguma coisa específica, e não uma categoria de coisas. Sicard introduziu Massieu primeiramente às imagens, e dali às "imagens-conceitos" (termo empregado por Lévy-Bruhl em seus estudos sobre o pensamento primitivo). Esses conceitos eram necessariamente particulares, porque não se pode ter uma imagem genérica.

9. Vygotsky, 1962, p. 5.

10. L. S. Vygotsky nasceu na Bielorrússia em 1896 e, ainda muito jovem, publicou um livro notável sobre psicologia da arte. Voltou-se então para a psicologia sistemática; nos dez anos que antecederam sua morte (de tuberculose, aos 38 anos), produziu um conjunto inigualável de obras que, segundo a maioria de seus contemporâneos (inclusive Piaget), evidenciam uma destacada originalidade e, de fato, genialidade. Para Vygotsky, o desenvolvimento da língua e das capacidades mentais não era aprendido, do modo ordinário, nem

emergia por epigênese, possuindo, em vez disso, uma natureza social e mediata, emergindo da interação de adulto e criança e internalizando o instrumento cultural da língua para os processos de pensamento.

Sua obra suscitou fortes suspeitas entre ideólogos marxistas, e *Pensamento e linguagem*, publicado postumamente em 1934, foi proibido e suprimido dois anos depois como "antimarxista", "antipavloviano" e "antissoviético". Sua obra e suas teorias não puderam mais ser mencionadas em público, porém foram guardadas como um tesouro por seus pupilos e colegas — sobretudo A. R. Luria e A. N. Leont'ev. Nos derradeiros anos de vida, Luria escreveu que ter encontrado um gênio como Vygotsky e passar a conhecê-lo mais a fundo foi o evento mais importante de sua vida — e ele com frequência considerava sua própria obra "nada mais do que uma continuação" da de Vygotsky. Foi em grande medida graças aos corajosos esforços de Luria (pois ele também tinha sido banido e forçado ao "exílio interno" em diferentes períodos) que *Pensamento e linguagem* foi reeditado (em russo e alemão) em fins da década de 1950.

O livro foi finalmente publicado em inglês em 1962, com introdução de Jerome Bruner. Essa obra influenciou decisivamente o trabalho do próprio Bruner — seus livros da década de 1960 (sobretudo *Towards a theory of instruction*) têm um tom acentuadamente vygotskyano. A obra de Vygotsky estava tão adiante de seu tempo, nos anos 1930, que um de seus contemporâneos descreveu-o como "um visitante do futuro". Porém, nos últimos vinte anos ele tem fornecido, crescentemente, o alicerce teórico para uma variedade de estudos importantes sobre o desenvolvimento da linguagem e dos processos mentais (e, portanto, da educação) da criança, incluindo os de Schlesinger e dos Wood, voltados para as crianças surdas. Só agora, em fins da década de 1980, as obras coligidas de Vygotsky estão sendo vertidas para o inglês, novamente sob a supervisão editorial de Bruner.

Adendo (1990): Só agora os ensaios coligidos de Vygotsky sobre "Defectologia", incluindo seu fundamental ensaio de 1925 sobre a educação especial para surdos, foram publicados em inglês (ver Vygotsky, 1991; Knox, 1989). "Defectologia", deve ficar claro desde o início, não é apenas uma palavra abominável, mas também enganosa, pois não se ocupa de defeitos mas exatamente do oposto — adaptações, compensações (talvez, de fato, devesse ser chamada "intactologia"). Vygotsky opunha-se veementemente à avaliação das crianças portadoras de incapacidades com base em seus defeitos ou deficiências, seus "menos"; ele as avaliava, em vez disso, com base no que elas tinham de intacto, seus "mais". Ele não as via como deficientes, e sim diferentes: "Uma criança com uma incapacidade representa um tipo qualitativamente diferente, único, de desenvolvimento". E era essa diferença qualitativa, essa singularidade, na opinião de Vygotsky, que qualquer esforço educacional ou reabilitador devia privilegiar: "Se uma criança cega ou surda atinge o mesmo nível de desenvolvimento de uma criança normal", escreve ele, "então a criança com uma deficiência atinge-o *de outro modo, por outro caminho, por outro meio*; para o pedagogo, é particularmente importante conhecer a singularidade do caminho pelo qual deve conduzir a criança. Essa singularidade transforma o menos da deficiência no mais da compensação".

O desenvolvimento de funções psicológicas superiores, para Vygotsky, não é algo que ocorre "naturalmente", de um modo automático — requer mediação, cultura, um instrumento cultural. E o mais importante desses instrumentos culturais é a língua. Mas os instrumentos culturais e as línguas, explica Vygotsky, foram desenvolvidos para a pessoa "normal", a pessoa que tem intactos todos os órgãos dos sentidos, todas as suas funções biológicas. O que, então, será melhor para o deficiente, para a pessoa *diferente*? A chave para seu desenvolvimento será a compensação — o uso de um instrumento cultural alternativo. Assim, Vygotsky chega à educação especial dos surdos: o instrumento cultural alternativo, para eles, é a língua de sinais — uma língua que foi criada para e por eles. A língua de sinais está voltada para as funções, as funções visuais, que ainda se encontram intactas; constitui o modo mais direto de atingir as crianças surdas, o meio mais simples de lhes permitir o desenvolvimento pleno, e o único que respeita sua diferença, sua singularidade.

11. Kaspar Hauser, depois que foi libertado de uma vida sem linguagem, confinado por muitos anos num calabouço (descrita adiante neste capítulo), apresentou uma tendência idêntica a usar metáforas como essa a princípio, uma propensão a uma espécie de poesia natural, ingênua, infantil [...] que seu professor, Von Feuerbach, exigiu que ele "abandonasse". Vemos na história e na evolução de muitos povos e culturas uma língua poética "primitiva" desse tipo no início, substituída mais tarde por termos mais analíticos, mais abstratos. Às vezes temos a impressão de que a perda pode ser tão grande quanto o ganho.

Lévy-Bruhl descreve, de modo semelhante, como os tasmanianos "não tinham palavras para representar ideias abstratas [...] não sabiam expressar qualidades como duro, macio, redondo, alto, baixo etc. Quando queriam dizer duro, diziam 'como uma pedra'; alto era expresso por 'pernas grandes'; redondo por 'como uma bola', 'como a lua' e assim por diante, sempre combinando suas palavras com gestos, destinados a trazer o que estavam descrevendo para diante dos olhos do interlocutor" (Lévy-Bruhl, 1966). Irresistivelmente, lembramo-nos aqui de Massieu ao aprender a língua — de como ele dizia "Albert é pássaro", "Paul é leão" antes de aprender a usar adjetivos genéricos ou de passar a empregá-los.

12. A aquisição por Massieu da *ideia* de um quadrado, por meio de um veículo que consistia numa palavra comum, um símbolo para essa ideia, foi (consciente e inconscientemente) a resposta de Sicard a Hobbes. Pois Hobbes procurara demonstrar, um século e meio antes, que, embora uma pessoa surda fosse capaz de chegar à conclusão de que os ângulos de um triângulo eram a soma de dois ângulos retos, e até mesmo de acompanhar a demonstração euclidiana dessa hipótese, essa pessoa não era capaz de perceber isso como

uma proposição universal sobre os triângulos, pois faltava-lhe a palavra ou o símbolo para representar "triângulo". Hobbes julgava que, não dispondo de nomes comuns, de linguagem abstrata, os surdos não eram capazes de generalizar. Talvez, disse Sicard; mas se eles usam nomes comuns, usam linguagem abstrata, usam língua de sinais, são tão capazes de generalizar quanto qualquer outra pessoa. Lendo Sicard lembramos da teoria de Platão sobre as ideias e a educação, especialmente em *Crátilo* e *Menon*. Primeiro, afirma Platão, é preciso ver cadeiras ou quadrados de verdade — todo tipo de objetos que possuam a qualidade de quadrado (ou qualquer outra qualidade) —, só então pode sobrevir a ideia da qualidade de quadrado, do quadrado arquetípico ou ideal do qual todos os quadrados são meras cópias. Em *Menon*, um jovem ignorante e analfabeto, sem noção nenhuma de geometria, é gradualmente iniciado nas verdades da geometria, gradualmente conduzido a níveis cada vez mais elevados de abstração por meio das perguntas de um professor que está sempre uma etapa adiante e que, pela forma de sua pergunta, permite que o pupilo avance até aquela etapa. Assim, para Platão, língua, conhecimento, epistemologia são inatos — todo aprendizado é essencialmente "reminiscência" —, mas isso só pode ocorrer na presença do outro, um mediador, no contexto de um diálogo. Sicard, um mestre nato, não estava de fato *instruindo* Massieu; estava extraindo dele o conhecimento, *revelando-o* por meio de um diálogo daquele tipo.

13. O relato original de Anselm von Feuerbach foi publicado em 1832 e traduzido para o inglês em 1834, como *Caspar Hauser*. Foi tema de inúmeros ensaios, artigos, livros, de um filme de Werner Herzog e de um notável ensaio psicanalítico de Leonard Shengold em *Halo in the sky*.

14. Shengold, 1988.

15. Mas, por outro lado, isso pode às vezes não ocorrer. Uma criança selvagem da atualidade, Genie, foi encontrada na Califórnia em 1970; fora aprisionada em casa (pelo pai psicótico) e ninguém falara com ela desde bebê. Apesar de um treinamento muito intensivo, Genie aprendeu apenas um mínimo da língua — algumas palavras para designar objetos comuns, mas não tinha capacidade de fazer perguntas e adquiriu somente uma gramática muitíssimo rudimentar (ver p. 95-6). Por que Kaspar conseguiu resultados tão bons e os de Genie foram tão ruins? Talvez, simplesmente, Kaspar já houvesse aprendido um pouco da língua, adquirido a competência linguística de uma criança de três anos, antes de ser confinado, ao passo que Genie vivera totalmente isolada desde os vinte meses de vida. Esse um ano de uso da língua, de fato, pode fazer toda a diferença: verificamos isso em crianças que ficaram surdas de repente, digamos, aos 36 meses de idade e não aos 24.

16. Em janeiro de 1982, um tribunal nova-iorquino ordenou que fossem entregues 2,5 milhões de dólares a "um rapaz surdo de dezessete anos diagnosticado como 'imbecil' aos dois anos de idade e internado num asilo para retardados mentais até quase os onze anos. Nessa idade, foi transferido para outra instituição, onde um exame psicológico de rotina revelou que ele era 'pelo

menos de inteligência normal'". Isso é relatado por Jerome D. Schein (Schein, 1984). Tais casos, de fato, podem não ser nada raros — outro quase idêntico foi descrito em *The New York Times* de 11 de dezembro de 1988 (p. 81).

Adendo (1990): Incrivelmente, erros assim podem acontecer também na vida adulta. Há bem pouco tempo, num hospital psiquiátrico onde trabalho, vi um homem que se tornara surdo aos 38 anos devido a um ataque de meningite. Ele subitamente descobriu ser incapaz de escutar, incapaz de entender o que os outros lhe diziam. Procurou diversos médicos, nenhum dos quais, ao que parece, verdadeiramente se preocupou em ouvi-lo ou avaliar a situação. Foi diagnosticado como esquizofrênico por um dos médicos, como retardado por outro. Quando passei algum tempo com ele e lhe escrevi minhas perguntas, ficou óbvio que não era nada disso e que ele não precisava ser internado, e sim ser mandado para a escola.

17. Com a permissão de Schaller, estou citando essa carta, bem como outras, além de um livro que será publicado brevemente (Schaller, 1991).

18. Quando vim a escrever sobre dois gêmeos que eram prodigiosos em cálculos ("Os gêmeos", Sacks, 1985) e sua extraordinária facilidade com os números, sua "faculdade numérica", fui levado a imaginar se não haveria em seus cérebros "uma aritmética interna do tipo descrito por Gauss [...] tão inata quanto a sintaxe interna e a gramática gerativa de Chomsky". Quando tomei conhecimento da súbita compreensão dos números por Ildefonso, de sua repentina "visão" das regras aritméticas, não pude deixar de lembrar dos gêmeos, imaginando se ele também não estaria possuído por uma aritmética orgânica inata, subitamente despertada, ou liberada, por um estímulo numérico.

De fato, Schaller escreveu-me em seguida a respeito de um homem de 54 anos com surdez pré-linguística; ele não conhecia nenhuma língua, porém apresentava uma boa compreensão matemática e possuía uma cartilha aritmética que apreciava muito, mas não sabia ler exceto pelos sinais e exemplos aritméticos. Esse homem, com o dobro da idade de Ildefonso, foi capaz de aprender uma língua de sinais em sua sexta década de vida — Schaller considera a possibilidade de sua competência aritmética ter ajudado nisso.

Esse tipo de competência aritmética pode talvez servir de modelo, ou embrião, para o desenvolvimento de uma competência linguística imediatamente (ou muito) depois, uma capacidade chomskiana facilitando a emergência de outra.

19. Rapin, 1979, p. 210.

20. Quando eles (os mais velhos) mencionavam algum objeto e então

> se moviam na direção de alguma coisa, eu via isso e compreendia que aquela coisa era chamada pelo som que eles emitiam quando tencionavam salientá-la. Sua intenção mostrava-se pelos movimentos do corpo, sendo essa a língua natural de todos os povos: a expressão da face, a atividade dos olhos, os movimentos de outras partes do corpo e o tom de voz que expressa nosso estado de espírito quando buscamos, temos, rejeitamos ou

> evitamos algo. Assim, à medida que fui ouvindo palavras usadas repetidamente em seus lugares apropriados em diversas sentenças, aprendi de forma gradual a entender que objetos elas significavam; e depois de haver treinado minha boca para formar esses sinais, eu os usava para expressar meus próprios desejos.
>
> —*Confissões*, I:8

Wittgenstein observa: "Agostinho descreve o aprendizado da língua humana como se a criança viesse para um país estranho e não entendesse a língua do país; ou seja, como se ela já possuísse uma língua, só que não aquela. Ou ainda: como se a criança já fosse capaz de *pensar*, só que não ainda de falar. E 'pensar', neste caso, significaria algo como 'falar consigo mesma'". (*Philosophical investigations*: 32)

21. Os aspectos cognitivos desse intercurso pré-verbal foram especialmente estudados por Jerome Bruner e seus colegas (ver Bruner, 1983). Bruner vê nas interações e "conversas" pré-verbais o padrão e o arquétipo geral de todas as interações verbais, dos diálogos que ocorrerão no futuro. Se esses diálogos pré-verbais deixarem de ocorrer ou ocorrerem de maneira imprópria, na opinião de Bruner, estará montado o cenário para graves problemas no intercurso verbal posterior. Isso, está claro, é exatamente o que pode acontecer e acontece mesmo, se não forem tomadas medidas preventivas com os bebês surdos, que não podem ouvir sua mãe e não conseguem escutar o som das primeiras comunicações pré-verbais desta.

David Wood, Heather Wood, Amanda Griffiths e Ian Howarth, em seu estudo de longo prazo sobre crianças surdas, enfatizaram muito esse aspecto (Wood *et al.*, 1986). Eles escreveram:

> Imagine um bebê surdo com pouca ou nenhuma percepção dos sons.[...] Quando olha para um objeto ou evento, ele nada recebe da *mood music* [aquela que se destina a transmitir determinado estado de espírito ao ouvinte] que acompanha a experiência social do bebê ouvinte. Suponha que ele olhe para um objeto de sua atenção e depois para um adulto que está "compartilhando" a experiência com ele, e que o adulto fale sobre o que o bebê acabou de ver. Será que o bebê pelo menos chega a perceber que está ocorrendo uma *comunicação*? Para descobrir as relações entre uma palavra e seu referente, o bebê surdo tem de *lembrar* algo que acabou de observar e *associar* essa lembrança a uma outra observação. [...] O bebê surdo tem de fazer muito mais, "descobrindo" as relações entre duas experiências visuais muito diferentes que são deslocadas no tempo.

Essas e outras considerações importantes, na opinião dos autores, tendem a causar graves problemas de comunicação muito antes do desenvolvimento da linguagem.

Os filhos surdos de pais surdos têm uma boa chance de escapar dessas dificuldades interativas, pois seus pais sabem muito bem, por experiência própria, que toda comunicação, toda brincadeira, todos os jogos precisam ser visuais e, em especial, a "conversa de bebê" tem de passar para um modo visual-gestual. Carol Erting e seus colegas apresentaram recentemente primorosos exemplos das diferenças entre pais surdos e ouvintes nesse contexto (Erting, Prezioso, Hines, 1989). De fato, uma orientação incomumente visual, ou hipervisual, pode ser observada nas crianças surdas quase desde o nascimento; e é isso, tipicamente, que seus pais, se forem surdos, reconhecem desde cedo. As crianças surdas demonstram *desde o início* uma organização diferente, que requer (e exige) um tipo de resposta diferente. Pais ouvintes com sensibilidade podem reconhecer isso em certa medida e tornar-se, eles próprios, muito habilidosos em interação visual. Mas existe um limite para o que os pais ouvintes, por mais amorosos que sejam, podem proporcionar; porque eles são, por natureza, seres auditivos e não visuais. É preciso uma interação adicional, totalmente visual, para que a criança surda possa desenvolver sua própria identidade, especial e única — e isso só pode ser proporcionado por um outro ser visual, uma outra pessoa surda.

22. Schlesinger e Meadow, 1972. Wood *et al.*, na Inglaterra, também realizaram estudos muito minuciosos sobre esse aspecto; como Schlesinger, eles consideram fundamental o papel mediador dos pais e professores e revelam com que frequência, e de que modos variados e sutis, isso pode ser deficiente no trato com crianças surdas.

23. Schlesinger, Hilde. "Buds of development: antecedents of academic achievement", trabalho em andamento.

24. Essa interação é um dos principais interesses da psicologia cognitiva. Ver em especial L. S. Vygotsky, *Thought and language*; A. R. Luria e F. Ia. Yudovich, *Speech and the development processes in the child*; Jerome Bruner, *Child's talk*. E, naturalmente (e sobretudo no que respeita ao desenvolvimento da emoção, fantasia, criatividade e brincadeira), esse é também o interesse da psicologia analítica. Ver D. W. Winnicot, *The maturational process and the facilitating environment*; M. Mahler, F. Pine e A. Bergman, *The psychological birth of the human infant*; Daniel N. Stern, *The interpersonal world of the infant*.

25. Schlesinger, 1988, p. 262.

26. Para Eric Lenneberg, é só na esfera *verbal*, após os três anos de idade (digamos), que surgem problemas com os surdos; e, em geral, eles não são graves nos anos pré-escolares (Lenneberg, 1967). Assim, ele escreveu:

> Uma criança surda sadia de dois anos ou mais sai-se admiravelmente bem apesar de sua total incapacidade de comunicação verbal. Essas crianças tornam-se muito habilidosas em sua pantomima e têm técnicas muito desenvolvidas para comunicar seus desejos, necessidades, até mesmo suas opiniões. [...] A ausência quase completa de uma língua nessas crianças

não é obstáculo para as brincadeiras mais imaginativas e inteligentes próprias da idade. Elas adoram jogos de faz de conta, conseguem construir fantásticas estruturas com blocos ou caixas, montar trenzinhos elétricos e desenvolver a lógica necessária para fazer as mudanças de chave e antever o comportamento do trem em movimento nas curvas e sobre as pontes. Adoram ver figuras, e nenhum grau de estilização torna uma figura incompreensível para elas; seus próprios desenhos nada deixam a desejar quando comparados aos produzidos pelas crianças ouvintes da mesma idade. Portanto, o desenvolvimento cognitivo que se revela nas brincadeiras não parece ser diferente do que ocorre na presença do desenvolvimento da língua.

A opinião de Lenneberg, que parecia razoável em 1967, não é mais sustentada por observadores atentos de crianças surdas, os quais acreditam, todos, que deve haver dificuldades comunicativas e cognitivas fundamentais, mesmo na idade pré-escolar, caso a língua não seja introduzida o mais cedo possível. A menos que sejam tomadas medidas especiais, a criança surda média saberá apenas de cinquenta a sessenta palavras aos cinco ou seis anos, ao passo que a criança ouvinte média conhece 3 mil. Sejam quais forem os encantos dos trenzinhos elétricos e dos jogos de faz de conta, por certo a criança será privada de alguns aspectos da infância se efetivamente não possuir uma língua antes de entrar na escola; tem de haver alguma comunicação com os pais, com outras pessoas, alguma compreensão do mundo em geral, que está bloqueada. Pelo menos é o que se suspeita; precisamos de estudos minuciosos, incluindo talvez reconstruções analíticas, para saber como os primeiros cinco anos de vida são alterados quando a pessoa deixa de adquirir uma língua durante esse período.

27. Schlesinger, Hilde. "Buds of development: antecedents of academic achievement", trabalho em andamento.

28. Na opinião de Schlesinger, não importa *essencialmente* se o diálogo entre mãe e filho ocorre por meio da fala ou da língua de sinais; o que importa é sua intenção comunicativa. Essa intenção que, como tantas outras, é em grande medida inconsciente, pode ser na direção de tentar *controlar* a criança ou na salutar direção de favorecer seu crescimento, autonomia e expansão da mente. Mas o uso da língua de sinais, sendo tudo o mais igual, claramente facilita a comunicação nos primeiros tempos de vida, pois o bebê surdo aprende de modo espontâneo a língua de sinais, mas não consegue aprender tão prontamente a língua falada.

Schlesinger considera a intenção comunicativa uma função de "poder" — de os pais se sentirem "poderosos" ou "impotentes" em relação à criança. Pais poderosos, na formulação de Schlesinger, por sentirem-se eles próprios autônomos e poderosos, dão autonomia e poder aos filhos; pais impotentes, por se sentirem eles próprios passivos e controlados, por sua vez exercem um controle excessivo sobre os filhos, e falam *para* eles num monólogo em vez de manter um diálogo *com* eles. É claro que ter um filho surdo deve dar aos pais uma sensação de impotência: como podem comunicar-se com o filho? O que podem fazer? Que expectativas eles, ou a criança, podem ter para o futuro? Que tipo de mundo lhes será imposto ou eles imporão ao filho? O que parece crucial é que exista um sentimento, não de imposição, mas de escolha, que exista o desejo de uma comunicação efetiva, seja pela fala, pela língua de sinais ou por ambas.

29. "Para alguém com o grau de surdez de Charlotte, a leitura labial e uma fala inteligível só podem ser conseguidas, se forem, após anos de trabalho árduo", escreveu Sarah Elizabeth. Essa, pelo menos, foi sua conclusão depois de muito estudo e discussão. Mas os pais de uma outra menina profundamente surda, às voltas com uma situação muito semelhante, chegaram a uma conclusão diferente e acharam que tinham outra opção.

Descobriu-se que Alice era profundamente surda quando ela estava com dezessete meses (com uma perda auditiva de 120 db num ouvido e 108 db no outro). Seus pais foram persuadidos de que uma solução para ela estava no método Cued Speech, combinado ao uso de aparelhos auditivos muito potentes. (O método Cued Speech [fala com indicações], desenvolvido por Orin Cornett, utiliza posições de mão simples perto da boca, que servem para deixar claros os sons diferentes que parecem iguais para quem lê os lábios.) Alice manifestamente saiu-se bem com essa técnica, adquiriu um vocabulário amplo e uma gramática excelente e (aos cinco anos de idade) possui um expressivo nível de linguagem, vinte meses além do de sua idade. Ela sabe ler e escrever bem, *gosta* de ler e escrever. Tem bons resultados na escola (onde ela conta todo o tempo com um intérprete para o método Cued Speech). Seus pais descrevem-na como "muito inteligente, bem adaptada, popular, extrovertida", apesar de terem alguns receios, agora, quanto a vê-la "isolada" na escola.

Porém, embora suas habilidades linguísticas sejam tão boas, sua capacidade de comunicação apresenta marcantes limitações. Sua fala ainda é difícil de entender, parece "picada" e omite muitos dos sons da fala espontânea. Ela pode ser compreendida adequadamente pelos pais e professores, porém muito menos por outras pessoas. Consegue esclarecer o que quer dizer comunicando-se expressivamente pelo método Cued Speech, mas o número de pessoas que entendem esse método é mínimo. Ela também está um tanto abaixo do normal em sua capacidade de entender a fala: a leitura labial não é apenas uma habilidade visual — 75% dela é uma espécie de adivinhação inspirada ou conclusão por hipótese, dependente do uso de pistas encontradas no contexto. É mais fácil para as pessoas com surdez pós-linguística, que conhecem a fala, "lê-la"; é muito mais difícil para as que têm surdez pré-linguística, como Alice. Assim, embora esteja no mundo ouvinte, ela enfrenta grandes dificuldades — e um potencial isolamento — também neste mundo. A vida em casa, antes dos cinco anos de idade, com pais compreensivos, pode não exigir demais de uma criança surda, mas dali por diante é bastante diferente. Os problemas de uma criança com fala e audição muito deficientes tendem a aumentar notavelmente a cada ano escolar.

Os pais de Alice têm uma visão ampla, e não a forçam a usar exclusivamente o Cued Speech; de fato, espantaram-se quando esse método funcionou. Mas possuem nítidas preferências quanto ao mundo em que gostariam de ver sua filha habitar: "Quero que ela siga os dois caminhos", diz seu pai, "porém, lá no fundo, prefiro pensar nela estando no mundo ouvinte, casando-se com um ouvinte etc. Mas ela ganharia uma força tremenda com uma outra pessoa surda. [...] Ela adora comunicar-se por sinais também, e precisa de uma relação com alguém que use essa língua. Espero que possa sentir-se à vontade *tanto* no mundo surdo *quanto* no ouvinte". Só esperamos que Alice consiga aprender a língua de sinais, e agora — porque muito em breve será tarde demais para ela adquirir essa língua com competência nativa. E se não a adquirir, poderá não ficar à vontade em *nenhum* desses dois mundos.

30. É certo que a realidade não nos é "dada", que precisamos *construí-la* por conta própria, à nossa própria maneira, e que, ao fazê-lo, somos condicionados pela cultura e pelo mundo em que vivemos. É natural que nossa língua personifique nossa visão de mundo — o modo como percebemos e construímos a realidade. Mas será que ela vai além — será que ela *determina* nossa visão de mundo? Essa foi a célebre hipótese defendida por Benjamin Lee Whorf: a linguagem vem antes do pensamento e é o principal determinante do pensamento e da realidade (Whorf, 1956). Whorf levou sua hipótese às últimas consequências: "Uma mudança na língua pode transformar nossa apreciação do cosmo" (por exemplo, sua opinião, depois de contrastar os sistemas de tempos verbais, foi que os falantes do inglês seriam inclinados a uma visão de mundo newtoniana, enquanto os que falam a língua dos índios hopi seriam propensos a uma visão de mundo relativista e einsteiniana). A tese de Whorf gerou muitos mal-entendidos e controvérsias, algumas de características francamente racistas; mas a comprovação, como observa Roger Brown, é "extraordinariamente difícil de interpretar", em especial porque não dispomos de definições independentes apropriadas para pensamento e linguagem.

Mas a diferença entre as línguas faladas mais diversas é pequena em comparação com a diferença entre a fala e a língua de sinais. Esta última difere nas origens e no modo biológico. E isso, de uma maneira mais profunda do que qualquer coisa concebida por Whorf, pode determinar, ou no mínimo modificar, os processos de pensamento das pessoas que se comunicam por sinais, conferindo a elas um estilo cognitivo hipervisual, único e intraduzível.

31. Lembrei-me, quando eles disseram isso, de uma história que li a respeito de Ibsen: certa vez, andando com um amigo por uma casa na qual nunca haviam estado antes, ele se virou de repente e disse: "O que havia naquela sala pela qual acabamos de passar?". O amigo tinha apenas uma ideia muito vaga, mas Ibsen fez uma descrição exata de tudo o que existia na sala, sua aparência,

localização, relação com todas as outras coisas, e depois comentou a meia voz, como se falasse consigo mesmo: "Eu vejo tudo".

32. Os conceitos de gramática anteriores (como nas gramáticas latinas pedagógicas que ainda torturam os alunos) haviam se baseado numa concepção mecânica, e não criativa, da língua. A *Gramática* de Port-Royal considerou a gramática essencialmente criativa, discorrendo sobre "essa invenção maravilhosa pela qual construímos com 25 ou trinta sons uma infinidade de expressões que, não se assemelhando em si mesmas com o que ocorre em nossa mente, ainda assim nos permite fazer com que outros venham a saber o segredo do que concebemos e de todas as diversas atividades mentais que realizamos".

33. Kyle e Woll, 1985, p. 55.

34. Myklebust, 1960.

35. Não podemos deixar de pensar na possibilidade de também existir aqui uma dificuldade intelectual (e quase fisiológica). Não é fácil imaginar uma gramática no espaço (ou uma "gramaticação" do espaço). Esse não era sequer um conceito antes de Edward S. Klima e Ursula Bellugi conceberem-no, em 1970 (nem mesmo para os surdos, que usam esse espaço-gramática). Nossa extraordinária dificuldade até mesmo para imaginar uma gramática espacial, uma sintaxe espacial, uma língua espacial — imaginar um uso linguístico do espaço — pode originar-se do fato de que "nós" (os ouvintes, que não nos comunicamos por sinais), não dispondo de nenhuma experiência pessoal de "gramaticar" o espaço (e não possuindo, de fato, nenhum substrato cerebral para tal), somos *fisiologicamente* incapazes de imaginar como seria isso (assim como não conseguimos imaginar como seria ter um rabo ou enxergar em infravermelho).

36. Uma confirmação particularmente interessante da percepção de Stokoe está nos "lapsos da mão". Eles nunca são erros arbitrários, nunca são movimentos ou configurações das mãos que não ocorrem na língua, mas apenas erros de combinação (transposição etc.) num conjunto limitado de parâmetros de lugar, movimento ou configuração das mãos. São totalmente análogos aos erros fonêmicos que ocorrem nos lapsos verbais.

Além desses erros (que envolvem transposições inconscientes de elementos subléxicos), existem entre os usuários nativos da língua de sinais formas complexas de chistes e arte nessa língua, que consistem em jogos criativos, conscientes, com os sinais e seus componentes. Essas pessoas sem dúvida possuem uma noção intuitiva da estrutura interna dos sinais.

Um outro testemunho (embora incomum) da estrutura sintática e fonêmica da língua de sinais provém da "língua de sinais dos loucos" ou "salada de sinais" que podemos encontrar em estados de psicose esquizofrênica. Neles, tipicamente, os sinais são decompostos, desmontados, reconstituídos, sujeitos a formações neologísticas e a bizarras (mas não "ilícitas") distorções gramaticais. Isso é exatamente o que acontece com a língua falada no chamado "esquizofrenês" ou "salada de palavras".

Também encontrei um interessante isolamento e exagero de diferentes elementos fonêmicos dos sinais (alteração convulsiva da localização ou direção de um sinal, por exemplo, enquanto se mantinha constante a configuração das mãos ou vice-versa) numa menina surda de nove anos de idade com síndrome de Tourette; de modo semelhante, estranhas ênfases e distorções de palavras faladas ocorrem em crianças ouvintes com síndrome de Tourette.

37. A notação de Stokoe, deve ficar claro, era exatamente isso: uma notação (como a notação fonética) para fins de estudo, e não para uso comum. (Algumas das notações que foram propostas desde então são imensamente complexas: uma frase breve expressa em sinais pode ocupar toda uma página.) Nunca houve, no sentido usual, uma forma escrita da língua de sinais, e há quem tenha duvidado da exequibilidade de uma forma escrita. Como observa Stokoe, "os surdos podem muito bem julgar que qualquer esforço para transcrever em duas dimensões uma língua cuja sintaxe usa as três dimensões do espaço além do tempo seria grande demais para um resultado pífio — se é que poderia chegar a se concretizar" (comunicação pessoal; ver também Stokoe, 1987).

Muito recentemente, porém, foi desenvolvido um novo sistema de escrita para a língua de sinais — "SignFont" — por um grupo de San Diego (ver Newkirk, 1987; Hutchins *et al.*, 1986). O uso de computadores permite dar à imensa série de sinais, suas modulações e muitas de suas "entonações", uma forma escrita mais adequada do que antes se julgava possível. O sistema SignFont procura indicar toda a expressividade da própria língua de sinais; contudo, é demasiado cedo para afirmar se ele será bem recebido pela comunidade de surdos.

Se o SignFont, ou alguma outra forma escrita da língua de sinais, fosse adotado pelos surdos, isso poderia conduzi-los a uma literatura escrita própria e ajudaria a aprofundar seu senso de comunidade e cultura. Tal perspectiva, é interessante notar, foi percebida por Alexander Graham Bell: "Outro método de consolidar os surdos-mudos numa classe distinta seria converter a língua de sinais para a escrita, a fim de que os surdos-mudos possuíssem uma literatura comum distinta do resto do mundo". Mas isso foi visto por ele sob uma luz totalmente negativa, predispondo à "formação de uma variedade surda da raça humana" (ver Bell, 1883).

38. Isso aconteceu também com a admirável tese de Bernard Tervoort sobre a Língua Holandesa de Sinais, publicada em Amsterdã em 1952. Esse importante trabalho pioneiro foi totalmente negligenciado na época.

39. Além do número imenso de modulações gramaticais que os sinais podem sofrer (de fato, existem centenas delas, por exemplo, para o radical OLHE), o verdadeiro vocabulário da língua de sinais é muito mais vasto e rico do que o representado por qualquer dicionário existente. As línguas de sinais estão evoluindo quase explosivamente em nossa época (isso vale sobretudo para as mais recentes, como a Língua Israelense de Sinais). Existe uma con-

tínua proliferação de neologismos: alguns deles são empréstimos do inglês (ou de qualquer língua falada nas proximidades), alguns são representações miméticas, outros invenções *ad hoc*, mas a maioria é criada pela notável variedade de recursos formais disponíveis na própria língua. Esses recursos foram especialmente estudados por Ursula Bellugi e Don Newkirk (ver Bellugi e Newkirk, 1981).

40. As imagens visuais não são mecânicas, ou passivas, como as fotográficas; são, antes, construções analíticas. Detectores de características elementares — para linhas verticais, linhas horizontais, ângulos etc. — foram descritos pela primeira vez por David Hubel e Torsten Wiesel. E, num nível mais elevado, a imagem deve ser composta e estruturada com a ajuda do que Richard Gregory denominou "gramática visual" (ver "The grammar of vision", em Gregory, 1974).

Uma questão levantada por Bellugi e outros é se a língua de sinais apresenta a *mesma* gramática gerativa que a fala, a *mesma* base neural e gramatical profunda. Como a "estrutura profunda" da língua, segundo concebida por Chomsky, possui uma natureza essencialmente abstrata ou matemática, ela poderia, em princípio, ser mapeada com o mesmo êxito na estrutura superficial de uma língua de sinais, uma língua do tato, uma língua do olfato ou qualquer outra. A modalidade de linguagem, como tal, não apresentaria (forçosamente) problemas.

Um problema mais fundamental, levantado sobretudo por Edelman, é se *alguma* base inata ou regida por regras seria mesmo necessária para o desenvolvimento da língua; se o cérebro/mente não poderia proceder de um modo muito diferente, *criando* as categorias e relações linguísticas de que precisa, como (nos termos de Edelman) cria as categorias perceptivas, sem prévio conhecimento, num mundo "não rotulado" (Edelman, 1990).

41. A questão de se alguma espécie não humana possui uma língua, uma língua que faça "usos infinitos de meios finitos", permanece confusa e controvertida. Como neurologista, fiquei intrigado com descrições de afasia em macacos, o que sugere que os primórdios neurais da linguagem, pelo menos, desenvolveram-se antes do homem (ver Heffner e Heffner, 1988).

Os chimpanzés são incapazes de falar (seu aparelho vocal é voltado apenas para sons relativamente toscos), mas conseguem fazer *sinais* razoavelmente bem, adquirir um vocabulário de várias centenas de sinais. No caso dos chimpanzés pigmeus, de fato, esses sinais (ou "símbolos") podem ser usados espontaneamente e transmitidos a outros chimpanzés. Não há dúvida de que esses primatas são capazes de adquirir, usar e transmitir um código gestual. Também podem produzir metáforas simples ou combinações criativas de sinais (isso foi observado em muitos chimpanzés, inclusive Washoe e Nim Chimsky). Mas será que isso constitui uma língua propriamente dita? Em termos de competência sintática e gramática gerativa, parece duvidoso poder afirmar que os chimpanzés possuem genuína capacidade de linguagem.

(Embora Savage-Rumbaugh julgue ser possível haver uma protogramática; ver Savage-Rumbaugh, 1986.)

42. (Ver Chomsky, 1968, p. 26.) A história intelectual dessa gramática gerativa ou "filosófica", e do conceito de "ideias inatas" em geral, foi discutida por Chomsky de um modo fascinante — fica-se com a impressão de que ele precisava descobrir seus próprios precursores a fim de descobrir a si mesmo, seu lugar numa tradição intelectual; ver especialmente seu livro *Cartesian linguistics* e suas conferências de Beckman, publicadas com o título *Language and mind*. A grande era da "gramática filosófica" foi o século XVII, e seu ponto alto foi a *Gramática* de Port-Royal, de 1660. Nossa linguística atual, na opinião de Chomsky, pode ter-se originado nessa época, porém tendo seu desenvolvimento abortado pela ascensão de um empirismo superficial. Se a ideia de uma propensão inata básica for ampliada da língua para o pensamento em geral, podemos identificar a origem da doutrina das "ideias inatas" (ou seja, estruturas mentais que, quando ativadas, organizam a forma da experiência) em Platão, passando depois por Leibniz e Kant. Alguns biólogos julgaram essa ideia da natureza inata essencial para explicar as formas de vida orgânica, em especial o etólogo Konrad Lorenz, citado por Chomsky nesse contexto (Chomsky, 1968, p. 81):

> A adaptação do mundo *a priori* para o mundo real não se originou da "experiência" mais do que a adaptação da nadadeira do peixe originou-se das propriedades da água. Assim como a forma da nadadeira é dada *a priori*, antes de qualquer ajuste individual do jovem peixe à água, e assim como essa é a forma que possibilita o ajuste, isso também ocorre com nossas formas de percepção e categorias em suas relações com nosso ajuste ao mundo externo real por meio da experiência.

Outros consideram a experiência não meramente como a desencadeante, mas como a *criadora* das formas de percepção e categorias (ver pp. 100-1).

43. Chomsky, 1968, p. 76.

44. A ideia de uma "idade crítica" para adquirir uma língua foi introduzida por Lenneberg: ele supôs que se a língua não fosse adquirida até a puberdade nunca mais seria adquirida, pelo menos não com uma verdadeira proficiência de falante nativo (Lenneberg, 1967). No caso da população ouvinte, raramente surgem questões relativas à idade crítica, pois praticamente todas as pessoas ouvintes (mesmo as retardadas) adquirem competência na língua falada nos cinco primeiros anos de vida. Para os surdos, esse é um problema fundamental, pois podem ser incapazes de ouvir, ou pelo menos de entender, a voz dos pais, e além disso pode ser-lhes negado o contato com a língua de sinais. De fato, há evidências de que as pessoas que aprendem tarde essa língua (ou seja, depois dos cinco anos de idade) nunca adquirem a fluência sem esforço e a gramática impecável dos que a aprendem desde bem cedo (em especial dos que a aprendem desde o nascimento com pais surdos).

Pode haver exceções a isso, mas elas *são* exceções. É possível aceitar, em geral, que os anos pré-escolares são cruciais para a aquisição de competência linguística e que, de fato, o primeiro contato com a língua deve dar-se o mais cedo possível — e que os natissurdos deveriam ir para berçários onde se ensina a língua de sinais. Pode-se dizer que Massieu, aos treze anos e nove meses de idade, encontrava-se ainda nessa idade crítica, mas Ildefonso, obviamente, já a ultrapassara. A aquisição muito tardia da língua por esses dois indivíduos poderia ser explicada simplesmente por uma conservação incomum da flexibilidade neuronial; mas uma hipótese mais interessante é a de que os sistemas gestuais (ou "sinais nativos") inventados por Ildefonso e seu irmão, ou por Massieu e seus irmãos surdos, poderiam ter funcionado como uma "protolíngua", inaugurando, por assim dizer, uma competência linguística no cérebro, que somente foi incitada à plena atividade quando exposta a uma verdadeira língua de sinais muitos anos depois. (Itard, o professor-médico de Victor, o Menino Selvagem [ver pp. 19-21], também postulou um período crítico para a aquisição da língua a fim de explicar seu insucesso em ensinar a Victor a produção e percepção da fala.)

45. Ver Corina, 1989.

46. Ver Lévy-Bruhl, 1966.

47. Como a maioria dos estudos sobre a língua de sinais atualmente se realiza nos Estados Unidos, a maior parte das descobertas relaciona-se à Língua Americana de Sinais, embora outras (dinamarquesa, chinesa, russa e britânica) também estejam sendo estudadas. Mas não há razão para supor que essas descobertas sejam exclusivas da ASL — elas provavelmente se aplicam a toda a classe de línguas visual-espaciais.

48. Quando uma pessoa aprende a língua de sinais ou seus olhos se tornam sintonizados com ela, percebe que sua natureza é fundamentalmente diferente da gesticulação e nunca mais a confunde com esta nem por um momento. Para mim, a distinção ficou particularmente marcada durante uma recente visita à Itália, pois a gesticulação italiana (como todos sabem) é ampla, exuberante e operística, ao passo que a Língua de Sinais Italiana é estritamente restrita a um espaço convencional para os sinais e limitada de forma rigorosa por todas as regras léxicas e gramaticais de uma língua de sinais, nem um pouco "italianizada" em seu caráter: a diferença entre a paralinguagem da gesticulação e a verdadeira língua de sinais evidencia-se ali, instantaneamente, para o observador ignorante.

49. Supalla e Newport, 1978.

50. Ver Liddell e Johnson, 1989; Liddell e Johnson, 1986.

51. Stokoe, 1979.

52. Novamente, Stokoe descreve parte dessa complexidade:

> Quando três ou quatro usuários da língua de sinais encontram-se num posicionamento natural para uma conversa em sinais [...] as transforma-

ções do espaço não são absolutamente rotações de 180° do mundo visual tridimensional, mas envolvem orientações que os não usuários dessa língua raramente ou nunca entendem. Quando todas as transformações desse e de outros tipos são efetuadas entre o campo visual tridimensional de quem faz os sinais e o de cada observador, o que está comunicando transmitiu o conteúdo de seu mundo de pensamentos para o observador. Se todas as trajetórias de todas as ações sinalizadas — direção e mudança de direção de todos os movimentos de braço, antebraço, pulso, mão e dedos, todas as nuances de toda a ação dos olhos, rosto e cabeça — pudessem ser descritas, teríamos uma descrição dos fenômenos nos quais o pensamento é transformado por uma língua de sinais. [...] Essas sobreposições da semântica na multiplicidade de espaço-tempo precisam ser separadas para que possamos compreender como língua, pensamento e corpo interagem.

53. "Atualmente, analisamos os movimentos tridimensionais usando um sistema modificado de olho mecânico, um aparelho monitorador que permite a rápida digitalização em alta resolução dos movimentos de mãos e braços. [...] Câmeras optoeletrônicas rastreiam as posições de diodos emissores de luz ligados às mãos e braços e fornecem uma informação digital diretamente para um computador, que calcula as trajetórias tridimensionais" (Poizner, Klima, Bellugi, 1987, p. 27). Ver figura 2.

54. Embora inconsciente, o aprendizado de uma língua é uma tarefa prodigiosa — mas, apesar das diferenças de modalidade, a aquisição da ASL por crianças surdas tem semelhanças notáveis com a aquisição da língua falada por uma criança ouvinte. De maneira específica, a aquisição da gramática parece idêntica, ocorrendo de modo relativamente súbito, como uma reorganização, uma descontinuidade no pensamento e desenvolvimento, quando a criança passa dos gestos para a língua, da indicação ou gesticulação pré-linguística para um sistema linguístico totalmente regido pela gramática: isso ocorre na mesma idade (aproximadamente 21 a 24 meses) e da mesma maneira, quer a criança fale, quer use a língua de sinais.

55. Foi demonstrado por Elissa Newport e Ted Supalla (ver Rymer, 1988) que as pessoas que aprendem mais tarde a língua de sinais — o que significa aprendê-la depois dos cinco anos de idade —, embora se tornem suficientemente competentes, nunca dominam todas as sutilezas e complicações dessa língua, não são capazes de "ver" algumas de suas complexidades gramaticais. É como se o desenvolvimento da especial habilidade linguístico-espacial, de uma função especial do hemisfério esquerdo, só fosse possível nos primeiros anos de vida. Isso vale também para a fala e para a linguagem em geral. Se a língua de sinais não for adquirida nos cinco primeiros anos de vida, e sim depois, seu usuário nunca apresentará a fluência e correção gramatical do usuário nativo: perde-se alguma aptidão gramatical essencial. Ao contrário,

se uma criança pequena for exposta a uma língua de sinais não perfeita (por exemplo, porque os pais só aprenderam essa língua tardiamente), ainda assim a criança a desenvolverá de um modo gramaticalmente correto — mais uma prova da aptidão gramatical inata na infância.

56. O presciente Hughlings-Jackson escreveu há um século: "Sem dúvida, em razão de doença em alguma parte do cérebro, o surdo-mudo pode perder seu sistema natural de sinais, que tem para ele alguma serventia para se comunicar"; para Jackson, isso teria de afetar o hemisfério esquerdo.

57. A afinidade entre a afasia da fala e a de sinais é ilustrada por um caso recente descrito por Damasio *et al.*, no qual um teste de Wada (uma injeção de amital de sódio na artéria carótida esquerda — para determinar se o hemisfério esquerdo era dominante ou não), aplicado a uma jovem intérprete ouvinte da língua de sinais com epilepsia, provocou uma afasia temporária tanto na fala quanto no uso dessa língua. Sua capacidade de falar inglês começou a recuperar-se após quatro minutos; a afasia de sinais durou cerca de um minuto a mais. Durante todo o procedimento, foram feitas tomografias por emissão de pósitrons [*PET scans*] seriadas, as quais mostraram que porções aproximadamente semelhantes do hemisfério esquerdo tomavam parte na fala e na comunicação por sinais, embora esta última parecesse requerer também áreas maiores do cérebro, em especial do lobo parietal esquerdo (Damasio *et al.*, 1986.)

58. Existem muitas evidências de que o uso da língua de sinais pode ser útil no caso de algumas crianças autistas que não conseguem ou não querem falar; a língua de sinais pode permitir a essas crianças um grau de comunicação que antes parecia inimaginável (Bonvillian e Nelson, 1976). Isso pode dever-se em parte, na opinião de Rapin, ao fato de algumas crianças autistas poderem apresentar dificuldades neurológicas específicas na esfera auditiva, mas possuir uma esfera visual mais intacta.

Embora a língua de sinais não possa ajudar no caso dos afásicos, ela *pode* ser útil para os retardados e senis com capacidades muito limitadas ou deterioradas para a língua falada. Isso talvez se deva, em parte, à expressividade pitoresca e icônica da língua de sinais e à relativa simplicidade motora de seus movimentos, em comparação com a extrema complexidade e vulnerabilidade do mecanismo da fala.

59. Existem outros modos de estabelecer esse espaço formal, bem como uma grande intensificação da função visual-cognitiva em geral. Por exemplo, com a disseminação dos microcomputadores na década de 1980, tornou-se possível organizar e mover informações lógicas no "espaço" (do computador) para gerar (e girar ou transformar de alguma outra maneira) os mais complexos modelos ou figuras tridimensionais. Isso levou ao desenvolvimento de um novo tipo de especialização: uma capacidade para as imagens visuais (sobretudo imagens de transformações topológicas) e para o pensamento lógico-visual que, na era pré-computador, era muito difícil de se encontrar. Praticamente qualquer pessoa pode tornar-se um "perito" visual dessa maneira — ou pelo

menos qualquer pessoa com menos de catorze anos de idade. É muito mais difícil adquirir a fluência visual associada ao uso do computador depois dessa idade, tanto quanto é árduo aprender fluentemente uma língua. Os pais vivem constatando que seus filhos podem tornar-se prodígios do computador enquanto eles próprios não conseguem — outro exemplo, talvez, da "idade crítica". Parece provável que essa intensificação das funções cognitivo-visuais e lógico-visuais requer uma mudança em tenra idade para a predominância do hemisfério esquerdo.

60. Inusitado — mas potencialmente universal. Pois, como em Martha's Vineyard, populações inteiras, ouvintes e surdos igualmente, podem tornar-se fluentes usuários nativos da língua de sinais. Assim, a capacidade — o aparelho neuronial— para adquirir uma língua espacial (e todas as capacidades espaciais não linguísticas que a acompanham) está claramente presente, em potencial, em toda pessoa.

Devem existir inúmeros potenciais neurônicos que nos são inatos e podem desenvolver-se ou deteriorar conforme a demanda. O desenvolvimento do sistema nervoso e, em especial, do córtex cerebral é, respeitadas as restrições genéticas, guiado e moldado, *esculpido* pela experiência em tenra idade. Assim, a capacidade para discriminar fonemas tem um alcance imenso nos seis primeiros meses de vida, mas depois torna-se restrita pela fala real a que os bebês são expostos, de modo que os bebês japoneses, por exemplo, perdem depois a capacidade para distinguir um "l" ou um "r", e os bebês americanos, de modo semelhante, não conseguem mais fazer distinção entre vários fonemas japoneses. Tampouco temos escassez de neurônios; não há perigo de que o fato de desenvolver um potencial acabe "esgotando" um estoque limitado de neurônios e impedindo o desenvolvimento de outros potenciais. Há muitas razões para proporcionar o meio mais rico possível, linguisticamente e em todos os demais aspectos, durante o crítico período inicial de flexibilidade e crescimento do cérebro.

61. Bellugi *et al.*, 1989.

62. Esse uso linguístico do rosto é exclusivo dos usuários da língua de sinais, sendo bem diferente do uso do rosto que é normal, afetivo, e, de fato, possuindo uma base neurônica diferente. Isso foi demonstrado muito recentemente em estudos experimentais por David Corina. Figuras de rostos, com expressões que poderiam ser interpretadas como "afetivas" ou "linguísticas", foram apresentadas, com ajuda de taquistoscópio, aos campos visuais direito e esquerdo de sujeitos surdos e ouvintes. Os ouvintes, evidenciou-se, processaram essas figuras no hemisfério direito, mas os surdos apresentaram predominância do hemisfério esquerdo na "decodificação" das expressões faciais linguísticas (Corina, 1989).

Os poucos casos estudados dos efeitos de lesões cerebrais sobre o reconhecimento facial em surdos usuários da língua de sinais mostraram uma dissociação semelhante entre a percepção de expressões faciais afetivas e linguísticas. Assim, no caso de lesões no hemisfério esquerdo em sujeitos usuários da língua de sinais, as "proposições" linguísticas do rosto podem tornar-se ininteligíveis (como parte integrante de uma afasia geral da língua de sinais), mas sua expressividade, no sentido usual, é totalmente preservada. No caso de lesões no hemisfério direito, ao contrário, pode haver incapacidade para reconhecer rostos ou suas expressões usuais (uma chamada prosopagnosia), muito embora ainda haja a percepção, fluente, das "proposições" linguísticas na língua de sinais.

Essa dissociação entre expressões faciais afetivas e linguísticas pode também estender-se à produção dessas expressões: por exemplo, um paciente com lesão no hemisfério direito estudado pelo grupo de Bellugi conseguia produzir expressões faciais linguísticas quando lhe era solicitado, mas não apresentava expressões faciais afetivas comuns.

63. Para um sumário dos trabalhos de Neville, ver Neville, 1988; Neville, 1989.

64. A muito antiga percepção de que a perda da audição pode levar a uma "compensação" pela visão não pode ser atribuída simplesmente ao uso da língua de sinais. Todos os surdos — mesmo os com surdez pós-linguística, que permanecem no mundo da fala — adquirem uma certa intensificação da sensibilidade visual e passam a apresentar uma orientação mais visual no mundo, como descreve David Wright:

> Eu não percebo mais do que antes, porém percebo de um modo diferente. O que eu noto, e noto muito bem porque preciso fazê-lo, pois para mim isso compõe quase o total dos dados necessários para a interpretação e o diagnóstico dos eventos, é o movimento associado aos objetos; e no caso de animais e seres humanos, a postura, a expressão, o modo de andar e os gestos. [...] Por exemplo, assim como alguém que espera impacientemente um amigo terminar uma conversa telefônica com outra pessoa sabe quando ela está prestes a terminar pelas palavras ditas e pela entonação da voz, assim também um surdo — como uma pessoa que aguarda na fila do lado de fora da cabine telefônica — deduz o momento em que se fazem as despedidas ou em que se formou a intenção de devolver o fone ao gancho. Ele nota a mudança da mão que segura o instrumento, a mudança de postura, a cabeça afastando-se um milímetro do receptor, um ligeiro mexer dos pés e aquela alteração de expressão que indica uma decisão tomada. Isolado das pistas auditivas, ele aprende a ler os mais tênues indícios visuais. (Wright, 1969, p. 112.)

Uma acuidade semelhante também pode ocorrer, e persistir, nas crianças ouvintes filhas de pais surdos. Por exemplo, no caso descrito por Arlow (1976):

> O paciente olhava atentamente para o rosto dos pais desde bebê. [...] [Ele] tornou-se extremamente sensível às intenções e significados que podem

ser comunicados pelas expressões do rosto. [...] Assim como seu pai [surdo], ele era sensível em particular aos rostos das pessoas e conseguia fazer boas avaliações das intenções e da sinceridade daqueles com quem tratava [...] [ele] julgava que nas transações usuais de negócios tinha uma grande vantagem sobre seus colegas.

65. Neville e Bellugi, 1978. Não se deve supor que todo o processamento visual-cognitivo dos surdos usuários da língua de sinais é transferido para o hemisfério esquerdo. Os efeitos perturbadores (e mesmo devastadores) das lesões do hemisfério direito sobre a comunicação por sinais deixam claro que esse hemisfério é igualmente fundamental para algumas das habilidades visual-cognitivas que alicerçam a capacidade de comunicar-se por sinais. S. M. Kosslyn sugeriu recentemente que o hemisfério esquerdo pode ser melhor na geração de imagens, e o hemisfério direito, na manipulação e transformação de imagens (Kosslyn, 1987); se isso for verdade, lesões em hemisférios opostos podem afetar de formas diferentes vários componentes da formação de imagens mentais e das representações mentais do espaço na língua de sinais. Bellugi e Neville estão planejando estudos adicionais para descobrir se esses efeitos diferenciais (tanto em tarefas perceptivas simples como em formas complexas de geração de imagens mentais) podem realmente ser encontrados em usuários da língua de sinais com dano num hemisfério ou no outro.

66. Embora Neville, até agora, só tenha conseguido evidências eletrofisiológicas para essa realocação (estão sendo planejados estudos de neuroimagem, de tomografia por emissão de pósitrons), evidências *anatômicas* surpreendentes disso foram obtidas recentemente. Por exemplo, se for provocada a surdez central em doninhas recém-nascidas (cortando as fibras conducentes aos principais núcleos auditivos), muitos caminhos e centros normalmente auditivos são modificados, tornando-se exclusivamente visuais em morfologia e função (Sur *et al.*, 1988).

67. Incluindo Goldberg, Vaughan e Gertsman, 1978; Goldberg e Costa, 1981. Ver também Goldberg, 1989.

68. Lenneberg, comentando sobre o período da idade crítica para aquisição da língua (que ele considera relacionado ao estabelecimento da predominância hemisférica), afirma que a lateralidade normal estabelece-se nos surdos congênitos desde que adquiram a língua até por volta dos sete anos. Às vezes, porém, a lateralidade cerebral não se define muito bem: talvez, escreve Lenneberg, "uma porcentagem relativamente grande dos surdos congênitos [e linguisticamente incompetentes] enquadre-se nessa categoria".

A aquisição precoce de uma língua, seja falada, seja a língua de sinais, parece despertar as capacidades linguísticas do hemisfério esquerdo; e a privação de uma língua, parcial ou absoluta, parece retardar o desenvolvimento e o crescimento no hemisfério esquerdo.

69. Cudwort escreveu, no século XVII, que

um pintor habilidoso e perito observará muitas elegâncias e curiosidades da arte e se deliciará com diversas pinceladas e sombras num quadro, enquanto um olho comum não consegue discernir coisa alguma; e um artista da música ouvindo um grupo de músicos diligentes tocar alguma composição excelente de muitas partes será arrebatado por diversas melodias e execuções harmônicas às quais um ouvido vulgar será totalmente insensível. (R. Cudworth, "Treatise containing eternal and immutable morality", citado em Chomsky, 1966.)

A capacidade de passar do "olho comum" ou "ouvido vulgar" à habilidade e à perícia artística acompanha a mudança da predominância do hemisfério direito para a do esquerdo. Há indícios convincentes (do estudo dos efeitos de lesões cerebrais, como fez A. R. Luria, e também experimentalmente, com a audição dicótica) de que, embora a percepção musical seja sobretudo uma função do hemisfério direito em ouvintes predominantemente "ingênuos", torna-se uma função do hemisfério esquerdo em músicos profissionais e ouvintes "peritos" (que entendem a "gramática" e as regras da música, e para quem ela se tornou uma intricada estrutura formal). Um tipo especial de "audição perita" é exigido dos que se comunicam em cantonês ou tailandês, cuja morfologia fundamenta-se na discriminação tonal, de um modo inexistente nas línguas europeias. Há evidências de que essa função (em geral ligada ao hemisfério direito) torna-se uma função do hemisfério esquerdo nos que falam com fluência o tailandês: neles, ela é muito realçada na audição do ouvido direito (portanto, no hemisfério esquerdo), e fica gravemente prejudicada em casos de derrames no hemisfério esquerdo.

Uma mudança semelhante ocorre com os indivíduos que se tornam "peritos" matemáticos ou aritméticos, adquirindo a capacidade para perceber conceitos matemáticos, ou números, como parte de um vasto e bem organizado universo ou esquema intelectual. Isso pode aplicar-se também a pintores e *designers* de interiores, que veem o espaço, e as relações visuais, de um modo que nenhum "olho comum" consegue ver. E se aplica àqueles que adquirem perícia no jogo de uíste, no código Morse ou no xadrez. Todas as áreas superiores da inteligência científica ou artística, bem como as banais habilidades em jogos, requerem sistemas representativos que são funcionalmente semelhantes à língua e se desenvolvem como ela; todas elas parecem tornar-se, por fim, habilidades do hemisfério esquerdo.

70. Há uma literatura substancial e um tanto controvertida sobre o caráter da função cognitiva nos surdos — se existe ou não, de fato, uma "mente surda". Temos algumas evidências de que a acentuada visualidade dos surdos predispõe essas pessoas a formas de memória e pensamento especificamente "visuais" (ou lógico-espaciais) e de que, devido a complexos problemas com muitos estágios, os surdos tendem a organizá-las, e suas hipóteses, no espaço lógico, enquanto os ouvintes as organizam segundo uma ordem temporal (ou "auditiva"). Ver, por exemplo, Belmont, Karchmer e Bourg, 1983.

Obviamente, num sentido cultural, podemos falar em mente surda, assim como podemos falar em mente judaica ou mente japonesa, uma mentalidade que se distingue por sensibilidades, imagens, perspectivas e crenças culturais específicas. Mas não existe um sentido neurológico no qual possamos falar proveitosamente em mente judaica ou japonesa — ao passo que pode existir em relação à mente surda. É incomum o número de engenheiros, arquitetos e matemáticos surdos que têm, entre outras coisas, grande facilidade para imaginar e pensar no espaço tridimensional, imaginando transformações espaciais e concebendo complexos espaços topológicos e abstratos. Provavelmente isso se fundamenta em parte numa propensão neurológica, na estrutura neuropsicológica e cognitiva da mente surda.

Crianças ouvintes filhas de pais surdos, que aprendem a língua de sinais como primeira língua e apresentam notáveis intensificações visuais apesar de ouvintes, podem ser não apenas bilíngues mas também "bimentais", no sentido de terem acesso a, ou usarem, dois modos muito distintos de funcionamento mental. Certamente algumas delas mencionarão uma "troca" não apenas de língua, mas de modo de pensamento, dependendo de se encontrarem, ou desejarem estar, num modo visual (língua de sinais) ou falante. E algumas, como Deborah H., passarão de um para o outro em resposta a suas próprias necessidades de pensamento (n. 42, p. 147). Seria interessantíssimo investigar isso mais a fundo, para descobrir, por exemplo, se essas "trocas" correspondem a transições neurofisiológicas bem delineadas no cérebro, de um modo predominantemente auditivo para um visual e vice-versa.

71. Poizner, Klima e Bellugi, 1987, p. 206.

72. Ver Goldberg e Costa, 1981; e também Zaidel, 1981.

73. Essa dicotomia lembra a divisão de Bruner em "narrativo" e "paradigmático", que ele considera os dois modos naturais e elementares do pensamento (ver Bruner, 1986). Ficamos tentados a julgar o modo narrativo como uma função do hemisfério direito, e o paradigmático, do hemisfério esquerdo. Nos retardados, com certeza, o modo narrativo de pensamento e linguagem pode ser desenvolvido de forma notável, com o paradigmático permanecendo marcadamente deficiente. (Ver Sacks, 1985.)

74. Esse parecia ser o caso da linguagem de Genie, que era pobre na sintaxe mas relativamente rica no vocabulário (ver pp. 51-2):

> A linguagem de Genie [escreveu Curtiss] assemelha-se à linguagem do hemisfério direito. Os testes de audição dicótica indicam que sua linguagem *é* do hemisfério direito. Assim, o caso de Genie pode indicar que, depois do "período crítico", o hemisfério esquerdo não pode mais assumir o controle na aquisição da língua, e o hemisfério direito funcionará e predominará na aquisição e representação da língua (Curtiss, 1977, p. 216).

75. Ver Schlesinger, 1987.

76. Recentemente realizou-se um experimento educacional no condado de Prince George, Maryland, com a introdução da língua de sinais na educação de primeira série e pré-escola entre crianças normais, ouvintes. As crianças aprendem rápido essa língua e a apreciam; à medida que a adquirem, apresentam uma significativa melhora na capacidade de leitura e em outras capacidades. Pode ser que essa facilitação da leitura, da capacidade para reconhecer as formas de palavras e letras, acompanhe a intensificação da capacidade espacial-analítica que ocorre com o aprendizado da língua de sinais.

Mesmo quando adultos (ouvintes) aprendem a língua de sinais, eles também se dão conta de mudanças em si mesmos — uma propensão para descrições visuais mais vívidas, intensificações das imagens visuais mentais e da memória visual e, frequentemente, um uso mais livre e mais direto do corpo. Seria interessante descobrir se ocorre em certa medida, nesses adultos, uma intensificação de potenciais visuais evocados como a verificada por Neville em ouvintes usuários nativos da língua de sinais.

É interessante notar que *não* há uma boa correlação entre a capacidade de aprender línguas faladas e a de aprender a língua de sinais. Alguns poliglotas ficam perplexos com o quanto esta última é "difícil"; outras pessoas, que jamais conseguiram aprender outra língua falada, podem surpreender-se descobrindo o quanto é "fácil" a língua de sinais. Essas diferenças podem refletir diferentes capacidades visuais nos indivíduos e têm pouquíssima relação com as capacidades intelectuais, ou com as capacidades linguísticas em geral. Na vida adulta, capacidades visuais básicas podem ser passíveis de uma melhora apenas limitada, enquanto o treinamento precoce, ao que parece, pode intensificar as capacidades visuais em todos nós.

77. Gee e Goodhart, 1988.

78. O estudo de Newport e Supalla é discutido em Rymer, 1988.

79. Supalla, no prelo.

80. Bellugi, 1980, pp. 135-6.

81. Deve ficar claro que nenhuma língua de sinais pode ser considerada "primitiva" em comparação com qualquer outra língua de sinais (assim como nenhuma língua falada existente é mais "primitiva" do que qualquer outra). Porém, às vezes se pensa, nos Estados Unidos, que a ASL é de longe a melhor língua de sinais do mundo — a mais bem organizada, mais rica, mais expressiva etc. —, uma atitude que levou a um certo grau de "imperialismo" da ASL (fazendo com que outras línguas de sinais nativas, de países menores, se submetessem à ASL, e até mesmo fossem substituídas por ela). Mas esse é um conceito hierárquico. Na verdade, todas as línguas, sejam de sinais ou faladas, não importa o quanto sejam novas ou limitadas na distribuição geográfica, possuem os mesmos potenciais, a mesma esfera de possibilidades — nenhuma pode ser desprezada como "primitiva" ou "deficiente". Assim, a Língua Britânica de Sinais é plenamente equivalente à ASL; a Língua Irlandesa de Sinais é plenamente equivalente

a ambas; e o mesmo vale para a Língua Islandesa de Sinais (muito embora haja apenas setenta pessoas surdas na Islândia).

82. As centenas de línguas de sinais que surgiram espontaneamente no mundo inteiro são tão distintas e acentuadamente diferenciadas quanto todo o conjunto de línguas faladas do mundo. Não existe uma língua de sinais universal. No entanto, podem existir universais nas línguas de sinais, que ajudam a possibilitar a seus usuários entender uns aos outros muito mais rapidamente do que os usuários de línguas faladas não afins conseguiriam se entender. Assim, um japonês monolíngue ficaria perdido em Arkansas, tanto quanto um americano monolíngue ficaria perdido no Japão rural. Mas um americano surdo consegue fazer contato relativamente rápido com seus irmãos usuários da língua de sinais no Japão, na Rússia ou no Peru — ele dificilmente se perderia. Os usuários de uma língua de sinais (especialmente quem a aprendeu como primeira língua) são hábeis em aprender, ou pelo menos entender, outras línguas de sinais, de um modo que nunca encontraríamos nos falantes (exceto, talvez, nos mais talentosos). Alguma compreensão geralmente se estabelece em minutos, obtida sobretudo por gestos e mímica (nos quais os usuários da língua de sinais são extraordinariamente peritos). Ao fim de um dia, uma língua franca sem gramática estaria estabelecida. E, em três semanas, talvez a pessoa possuísse um conhecimento bastante razoável da outra língua de sinais, suficiente para permitir uma discussão pormenorizada sobre questões muito complexas. Houve um exemplo notável disso em agosto de 1988, quando o Teatro Nacional dos Surdos apresentou-se em Tóquio e atuou com o Teatro Japonês dos Surdos numa produção conjunta. "Os atores surdos das companhias teatrais norte-americana e japonesa logo estavam batendo papo", comentou David E. Sanger em *The New York Times* (29 de agosto de 1988), "e no fim da tarde, durante um ensaio recente, ficou claro que já estavam perfeitamente sintonizados uns com os outros."

83. Changeux, 1985.

84. Edelman, 1987.

85. Esse argumento foi defendido por Francis Crick num artigo recente sobre redes neurais (Crick, 1989). Crick descreve um modelo gerado em computador, o NET-talk, que, quando lhe dão um texto em inglês com o qual jamais entrou em contato, de início ele balbucia, pois possui apenas conexões aleatórias, mas logo *aprende* a pronunciar as palavras com 90% de exatidão; portanto, observa Crick, "ele aprendeu as regras da pronúncia inglesa, que são notoriamente tortuosas, de um modo tácito, com base apenas em exemplos, e não porque essas regras foram embutidas em algum programa". O que parece ser uma tarefa "chomskiana", ainda que trivial se comparada à aquisição da gramática, é nesse caso realizada por uma mera rede de neurônios artificiais com conexões a princípio aleatórias. Tem havido em nossos dias uma grande empolgação em torno dessas redes neurais, mas os verdadeiros mecanismos desenvolvidos pelo cérebro, na opinião de Crick, são absolutamente desconhecidos por nós até o

presente, com a possibilidade de serem de uma ordem e uma natureza totalmente diferentes (e mais "biológicas").

Adendo (1990): B. P. Yuhas concebeu há pouco tempo uma rede desse tipo para leitura labial, calculando as vogais com base na forma da boca, na posição dos lábios, dos dentes e da língua. Essa rede neural, combinada a sistemas de reconhecimento da fala convencionais, pode um dia produzir um sistema que seja rápido e flexível o bastante para uso prático (*Science*, v. 247, p. 1414, 23 de março, 1990).

86. Deve estar óbvio que tenho oscilado um pouco entre uma perspectiva "nativista" (chomskiana) e outra "evolucionista" (edelmaniana). É preciso confessar que me sinto emocionalmente atraído na direção de um idealismo chomskiano, ou cartesiano, ou platônico, da ideia de que nossas capacidades linguísticas, nossos poderes de apreensão intelectual, todas as nossas capacidades perceptivas, são inatos — e, nos termos mais gerais, da ideia do Desígnio; mas minhas observações sobre a aquisição da língua, e todos os desenvolvimentos do indivíduo ou da espécie, contam-me uma história muito menos arrumadinha, dizem-me que nada na natureza (ou na natureza animada) é "planejado" de antemão, e que tudo evolui, ou emerge, sob as pressões das contingências e da seleção. Assim, minha direção geral, enquanto estou escrevendo, é de uma perspectiva nativista para uma evolucionista. Entretanto, o estudo da língua de sinais, e de sua aquisição na infância, fascinantemente, parece corroborar de forma acentuada *ambas* as perspectivas que, talvez, não sejam incompatíveis.

87. A experiência do rei egípcio Psamético, do século VII a.C., foi descrita por Heródoto. Outros monarcas, inclusive Carlos IV da França, Jaime IV da Escócia e o famigerado Akbar Khan, repetiram a experiência. Ironicamente, no caso de Akbar Khan, os bebês foram entregues não a pastores a quem se proibiu de falar, porém a amas surdas que não falavam (mas que, sem o conhecimento de Akbar, comunicavam-se por sinais). Quando, aos doze anos de idade, as crianças foram levadas à corte de Akbar, nenhuma delas falava (isso é verdade), no entanto todas se comunicavam por sinais. Não existia, ficou claro, uma língua inata ou "adâmica" e, se nenhuma língua fosse usada, nenhuma seria adquirida; mas se fosse usada *alguma* língua, mesmo de sinais, essa se tornaria a língua das crianças.

88. Schein, 1984, p. 131. Shanny Mow, numa breve autobiografia com trechos selecionados por Leo Jacobs, descreve essa típica alienação de uma criança surda em seu próprio lar:

> Você é deixado de fora nas conversas à mesa do jantar. Isso é chamado de isolamento mental. Enquanto todo mundo conversa e ri, você está tão longe quanto um árabe solitário no deserto que se estende por todo o horizonte. [...] Você anseia por conexão. Sufoca por dentro, mas não consegue falar a ninguém sobre esse sentimento horrível. Não sabe como fazê-lo. Tem a impressão de que ninguém compreende ou se importa. [...] Não lhe é concedida nem ao menos a ilusão de participação. [...]

> Espera-se que você passe quinze anos na camisa de força do treinamento para a fala e leitura labial [...] seus pais nunca se dão o incômodo de reservar uma hora por dia para aprender uma língua de sinais ou parte dela. Uma hora em 24 que pode mudar toda a sua vida. (Jacobs, 1974, pp. 173-4.)

As *únicas* crianças surdas não sujeitas a sofrer essa cruel alienação até mesmo em sua própria família são as que têm pais surdos (e usuários de uma língua de sinais) — essas crianças são (nas palavras de um amigo surdo filho de pais ouvintes) uma "outra espécie". Filhos surdos de pais surdos podem usufruir, desde o princípio, uma total comunicação e relação com os pais; adquirem fluentemente a língua, com tanta facilidade e automatismo quanto as crianças ouvintes, e no mesmo período crucial (no terceiro ano de vida): sua comunicação por sinais apresenta uma precisão e uma riqueza que nenhum usuário não nativo consegue adquirir. Elas têm mais probabilidade de, muito cedo, conhecer outros adultos e crianças surdos, de ingressar plenamente numa comunidade compreensiva. Crescem com um forte senso de confiança e de identidade pessoal e cultural — sua vida foi organizada, desde o início, em torno de "um centro diferente" (Paddden, Humphries, 1988). Muitos da "elite" do mundo surdo são filhos de pais surdos e, de fato, às vezes provêm de famílias numerosas de várias gerações de surdos — esse era o caso dos quatro líderes estudantis da rebelião no Gallaudet.

Uma posição diferente, única, é ocupada pelos filhos ouvintes de pais surdos, que crescem tendo como línguas nativas tanto a falada quanto a de sinais e podem sentir-se igualmente à vontade tanto no mundo surdo quanto no ouvinte. Essas pessoas com frequência se tornam intérpretes e são idealmente apropriadas para essa tarefa, pois podem interpretar não apenas a língua, mas também a cultura, de um mundo para o outro.

89. Pais ouvintes de crianças surdas enfrentam questões especialmente delicadas e angustiantes de laços familiares e identidade. Uma mãe desse tipo, por exemplo, escreveu-me sobre seu filho que ficara surdo aos cinco meses devido a uma meningite: "Isso significa que da noite para o dia ele subitamente se tornou um estranho para nós, que de algum modo ele não nos *pertence* mais, e sim ao mundo dos surdos? Que ele agora é parte da comunidade surda, que não temos direitos sobre ele?". Esse temor de que o filho surdo venha a tornar-se um estranho para eles, de que lhes será arrebatado pela comunidade dos surdos, é expresso por um grande número de pais de crianças surdas; e é um temor que pode levá-los a prender a criança a si mesmos e a negar-lhe o acesso, enquanto é bem nova, à língua de sinais e a outras pessoas surdas. "Enquanto os cuidados e o sustento dele estão em *nossas* mãos", prossegue minha correspondente, "acho que ele precisa ter acesso à *nossa* língua, do mesmo modo que tem acesso à *nossa* comida, *nossas* peculiaridades, *nossa* história familiar."

Há nisso duas questões relacionadas. Uma está ligada ao fato de os pais serem capazes de deixar que os filhos "se vão": todos os pais têm de fazer isso, mas pode ser preciso fazê-lo mais cedo no caso de uma criança surda, em alguns aspectos, para que ela possa dar início ao seu desenvolvimento próprio e muito especial. A outra questão relaciona-se à comunidade surda. Uma criança surda não precisa ser "protegida" contra a comunidade surda; esta não está à espera para roubar a criança dos pais. Pelo contrário, a comunidade surda é o maior dos recursos existentes para uma criança surda, e pode ser (com a cooperação dos pais) uma força libertadora, permitindo à criança adquirir uma língua e desenvolver-se a seu próprio modo. É necessário que os pais tenham uma especial generosidade de espírito para perceberem isso — para perceberem seu filho surdo como ele é, para libertá-lo dos desejos e necessidades deles próprios e permitir-lhe desenvolver-se como um ser livre e independente — ainda que diferente. A criança surda precisa de uma *dupla* identidade. Permitir isso leva ao respeito e amor mútuos, enquanto proibi-lo muito provavelmente acarretará a alienação de que falam Schein e Mow.

90. Petitto e Bellugi, 1988.

91. Evidentemente, só é possível conjecturar sobre as origens da língua — falada ou de sinais — ou fazer hipóteses ou inferências que não podem ser comprovadas ou refutadas diretamente. As especulações no século XIX foram em proporções tais que, em 1866, a Société de Linguistique de Paris acabou proibindo a apresentação de mais trabalhos sobre o tema; mas a paleolinguística tornou-se uma ciência, e hoje em dia há muito mais evidências do que as disponíveis um século atrás — evidências que indicam a origem pré-histórica da linguagem na forma de língua de sinais. Este, de fato, é o título do trabalho de Stokoe de 1974: "Motor signs as the first form of language" [Sinais motores como a primeira forma de linguagem] (ver também Hewes, 1974).

Existem intrigantes observações diretas de comunicação gestual entre mães (ouvintes) e bebês antes do uso da língua falada (ver Tronick, Brazelton, Als, 1978) — e se de fato a ontogenia recapitula a filogenia, isso é mais uma indicação de que a primeira língua humana foi gestual ou motora.

92. Klima, Bellugi, 1979, Introdução ao Capítulo 1.

93. Lévy-Bruhl, descrevendo a mentalidade dos "primitivos" (o termo "primitivo", para ele, significa anterior ou mais primordial, nunca inferior ou infantil), afirma que as "representações coletivas" são centrais em sua língua, orientação e percepção. Elas são muito diferentes de conceitos abstratos — são "estados mais complexos nos quais elementos emocionais ou motores constituem *partes integrantes* da representação". Esse autor discorre de modo semelhante sobre os "conceitos-imagens", que são não decompostos e indecomponíveis. Esses conceitos-imagens são intensamente visual-espaciais e tendem a descrever "a forma e o contorno, a posição, o movimento, o modo de agir dos objetos no espaço — em suma, tudo o que pode ser percebido e delineado". Lévy-Bruhl descreve o desenvolvimento generalizado da língua de sinais nos ouvintes — línguas de sinais que são paralelas a línguas faladas e de estrutura essencialmente idêntica: "as duas línguas, cujos signos diferem de maneira tão

ampla quanto gestos e sons articulados, ligam-se pela estrutura e método de interpretar objetos, ações, condições. [...] Ambas têm à disposição um grande número de associações visual-motoras inteiramente formadas [...] que são evocadas na mente no momento em que são descritas". Lévy-Bruhl faz menção, nesse contexto, a "conceitos manuais" — "movimentos das mãos nos quais linguagem e pensamento estão unidos de forma inseparável" (Lévy-Bruhl, 1910, reeditado em 1966).

Do mesmo modo, quando ocorre, nas palavras de Lévy-Bruhl, uma "transição para tipos mentais superiores", essa língua absolutamente concreta precisa sair de cena, e seus "conceitos-imagens" sensorialmente específicos, vívidos e precisos são substituídos por conceitos lógico-abstrato-gerais desprovidos de imagens (e, em certo sentido, de graça). (De modo semelhante, conta Sicard, Massieu precisou abandonar suas metáforas e recorrer a adjetivos mais abstratos e generalizados.)

Vygotsky e Luria, quando jovens, foram muito influenciados por Lévy-Bruhl, e fornecem exemplos parecidos (porém estudados com mais exatidão) dessa transição na qual culturas agrícolas "primitivas" foram "socializadas" e "sovietizadas" na década de 1920:

> Esse modo de pensamento [concreto] [...] sofre uma transformação radical assim que mudam as condições de vida do povo [...] As palavras tornam-se os principais agentes de abstração e generalização. Nessa etapa, as pessoas dispensam seu pensamento descritivo e codificam as ideias principalmente por meio de esquemas conceituais [...] superam, com o passar do tempo, sua inclinação para pensar em termos visuais. (Luria, 1976.)

Não se pode evitar uma certa sensação de contrariedade ao ler descrições como essas de Lévy-Bruhl e do jovem Luria — descrições que qualificam o concreto de "primitivo", algo a ser substituído na ascensão para o abstrato (de fato, essa foi uma tendência muito generalizada na neurologia e psicologia do século XIX). Não deve existir uma noção do concreto e do abstrato como mutuamente exclusivos, um sendo abandonado à medida que se progride na direção do outro. Ao contrário, é precisamente a riqueza do concreto que dá força ao abstrato. Isso fica mais claro quando se faz uma definição cuidadosa, em termos de "superordenado" e "subordinado".

Esse sentido próprio (como distinto do convencional) de "abstração" é fundamental para a concepção de Vygotsky sobre linguagem e mente; para ele, o progresso destas consiste na capacidade de impor estruturas superordenadas que incorporam progressivamente as subordinadas, as concretas, em virtude de sua natureza inclusiva, de sua perspectiva mais ampla:

> Os novos conceitos superiores [por sua vez] transformam o significado dos inferiores. [...] A criança não precisa reestruturar todos os seus conceitos

anteriores [...] assim que uma nova estrutura se incorpora a seu pensamento [...] esta gradualmente estende-se aos conceitos mais antigos à medida que eles são levados para as operações intelectuais do tipo superior.

Imagem semelhante é usada por Einstein, com respeito à teorização: "Criar uma nova teoria não é como destruir um celeiro velho e em seu lugar erigir um arranha-céu. É mais como escalar uma montanha e alcançar panoramas novos e mais amplos".

No abstrair, ou no generalizar, ou no teorizar, assim entendidos, o concreto jamais se perde — muito pelo contrário. À medida que é visto de uma perspectiva cada vez mais ampla, também é percebido como possuidor de conexões cada vez mais ricas e inesperadas; mantém-se coeso, tem sentido, mais do que antes. À proporção que se ganha em generalidade, também se ganha em concretude; daí a visão de Luria, quando mais velho, de que a ciência é "a ascensão para o concreto".

A beleza da língua, e da língua de sinais em especial, é como a beleza da teoria nesse aspecto: o concreto conduz ao geral, mas é por meio do geral que se recaptura o concreto, intensificado, transfigurado. Esse reaver e renovar do concreto, graças ao poder da abstração, evidencia-se com esplendor numa língua parcialmente icônica como a língua de sinais.

CAPÍTULO 3 [pp. 106-35]

1. É possível alguém ser muito próximo da comunidade surda (embora não realmente um membro dela) sem ser surdo. O pré-requisito mais importante, além do conhecimento dos surdos e da simpatia por eles, é ser um usuário fluente da língua de sinais: talvez as únicas pessoas ouvintes que chegam a ser consideradas plenamente membros da comunidade surda sejam os filhos ouvintes de pais surdos que são usuários nativos da língua de sinais. Esse é o caso do dr. Henry Klopping, o estimado superintendente da California School for the Deaf, em Fremont. Um de seus ex-alunos, conversando comigo no Gallaudet, afirmou na língua de sinais: "Ele é surdo, apesar de ser ouvinte".

2. Diferentes convenções sociais emergem no intercurso dos usuários da língua de sinais, ditadas em primeiro lugar pelas diferenças entre olhos e ouvidos. Pois a visão é mais específica do que a audição — podemos mover os olhos, focalizá-los, podemos (efetiva ou metaforicamente) fechá-los, ao passo que não podemos mover, focalizar ou fechar os ouvidos. E a comunicação por sinais é, por assim dizer, emitida como um *laser*, num facho estreito, que vai e volta entre os usuários dos sinais e não se difunde em todas as direções, acusticamente, como a fala. Assim, é possível ter uma dúzia de pessoas comunicando-se por sinais à mesa, em seis conversas diferentes, cada qual clara e distinta e nenhuma delas

necessariamente perturbando as demais. Não há "ruído", nenhum ruído visual, numa sala cheia de pessoas comunicando-se por sinais, devido ao caráter direcionado das vozes visuais e da atenção visual. Do mesmo modo (isso ficou bem claro no enorme bar dos estudantes do Gallaudet, e já constatei também em grandes banquetes e convenções de surdos), facilmente se pode fazer sinais para alguém que esteja no outro extremo de uma sala grande e apinhada, enquanto berrar seria horrível e ofensivo.

Existem muitos outros aspectos da etiqueta da língua de sinais (alguns, para os ouvintes, estranhíssimos). É preciso estar bem consciente das linhas do olhar e do contato visual e evitar andar inadvertidamente entre as pessoas, interrompendo esse contato. É permitido dar tapinhas nos ombros e apontar — o que não se faz nos círculos ouvintes. E se alguém se pega observando um salão repleto de pessoas comunicando-se por sinais, com trezentas conversas na língua de sinais claramente à vista, faz questão de não "ver por acaso" ou bisbilhotar, de só ver o que se destina a ser visto.

No National Technical Institute for the Deaf, em Rochester, construído em 1968 para estudantes surdos, podemos encontrar um corolário arquitetônico disso. No momento em que se entra, pode-se ver que aquele é um prédio para seres visuais —foi planejado para que os sinais possam ser vistos a grandes distâncias e, às vezes, entre os pavimentos. Ninguém gritaria de um andar para o outro, mas é perfeitamente natural fazer sinais de um para o outro.

3. O mundo surdo, como todas as subculturas, é formado em parte pela exclusão (do mundo ouvinte) e em parte pela constituição de uma comunidade e um mundo em torno de um centro diferente — seu próprio centro. No mesmo grau em que os surdos se sentem excluídos, podem sentir-se isolados, afastados, discriminados. Quando formam um mundo surdo, voluntariamente, espontaneamente, sentem-se à vontade nele, apreciam-no, veem-no como um refúgio e um anteparo. Nesse aspecto, o mundo surdo sente-se autossuficiente, não isolado — não anseia por assimilar ou ser assimilado; ao contrário, estima sua própria língua e imagens e deseja protegê-las.

Um aspecto disso é a chamada diglossia dos surdos. Por exemplo, um grupo de surdos, no Gallaudet ou em outro lugar qualquer, conversa na língua de sinais; mas se entra uma pessoa ouvinte, eles imediatamente mudam para o inglês em sinais (ou qualquer outra língua) temporariamente, voltando à língua de sinais assim que aquela pessoa vai embora. A ASL frequentemente é tratada como uma propriedade íntima e muito pessoal, a ser protegida de olhos intrusos ou forasteiros. Barbara Kannapell chegou até a insinuar que, se todo o mundo aprendesse a língua de sinais, isso destruiria o mundo dos surdos:

> A ASL tem uma função unificadora, pois os surdos são unificados por sua língua comum. Mas o uso da ASL ao mesmo tempo separa os surdos do mundo ouvinte. Assim, as duas funções são perspectivas diferentes da mesma realidade — uma de dentro do grupo que é unificado, e a outra,

de fora. O grupo é separado do mundo ouvinte. Essa função separadora é uma proteção para os surdos. Por exemplo, podemos conversar sobre o que bem entendemos no meio de uma multidão de ouvintes. Presume-se que não nos compreendem.

É importante entender que a ASL é a única coisa que temos que pertence completamente aos surdos. É a única coisa que emergiu do grupo surdo. Talvez temamos compartilhar nossa língua com os ouvintes. É possível que nossa identidade de grupo desapareça assim que os ouvintes entenderem a ASL. (Kannapell, 1980, p. 112.)

4. Mesmo os professores que sabem a língua de sinais tendem a usar uma forma de inglês em sinais em vez da ASL. Exceto no corpo docente da área de matemática, onde a maioria dos professores é surda, apenas uma minoria dos professores atuais do Gallaudet é surda — enquanto na época de Edward Gallaudet os surdos eram maioria. Isso, infelizmente, também ocorre em geral no que respeita à educação dos surdos. Existem pouquíssimos professores surdos para os surdos; e a ASL, em grande medida, é desconhecida ou não é usada pelos professores ouvintes.

5. Agravando a situação desvantajosa geral dos surdos (não devido à incapacidade deles, mas à *nossa* discriminação), há todo tipo de problemas que surgem com o uso de uma língua de sinais — mas eles são problemas só porque *nós* os causamos. É difícil para um surdo, por exemplo, obter assistência médica ou jurídica adequada; existem muitos advogados conhecedores da língua de sinais nos Estados Unidos, mas quase nenhum médico (e, até agora, pouquíssimos paramédicos ou enfermeiras). Quase inexistem instalações de emergência adequadas para os surdos. Se um surdo adoece gravemente, é fundamental imobilizar apenas um dos braços com via intravenosa; imobilizar os dois pode incapacitá-lo para comunicar-se. De modo semelhante, com frequência não se percebe que manietar um surdo equivale a amordaçá-lo.

6. Embora se suponha às vezes que os surdos *sejam* silenciosos, e que habitem um mundo de silêncio, isso pode não ocorrer. Eles podem, se desejarem, gritar muito alto, e às vezes o fazem para chamar a atenção de outras pessoas. Se falam, podem falar muito alto e com modulação muito deficiente, pois não são capazes de monitorar sua voz com os ouvidos. Finalmente, eles podem apresentar vocalizações inconscientes e muitas vezes vigorosíssimas, de vários tipos — movimentos acidentais ou inadvertidos do aparelho vocal, não pretendidos nem monitorados, tendem a acompanhar emoções, exercícios e uma comunicação excitada.

7. Esse ressentimento pelo "paternalismo" (ou "maternalismo") evidencia-se gritantemente na edição especial do jornal dos estudantes (*The Buff and Blue*) publicado em 9 de março, onde há um poema intitulado "Querida mamãe". O poema começa assim:

Pobre mamãe Bassett-Spilman,
Os filhos rebeldes que tem
Bem que podiam ouvir
A história que a ela convém

e continua nessa linha por treze estrofes. (Spilman aparecera na televisão intercedendo por Zinser, dizendo "Confiem em nós — ela não os decepcionará".) Cópias desse poema haviam sido reproduzidas aos milhares — podia-se vê-las voando por todo o campus.

8. Padden, Humphries, 1988, p. 6.

9. Essas considerações deveriam ser levadas em conta nas atuais controvérsias a respeito de escolas "especiais" ou "comuns". A instrução comum — educar as crianças surdas junto com as ouvintes — tem a vantagem de apresentar aos surdos os outros, o mundo mais amplo (pelo menos é o que se supõe); mas também pode introduzir um isolamento próprio — e servir para afastar os surdos de sua própria língua e cultura. Nos Estados Unidos, Canadá, Inglaterra e em outras partes, tem havido atualmente muita pressão em favor do fechamento de internatos e outras escolas especiais para surdos. Às vezes isso é feito sob a égide dos direitos civis dos deficientes, para dar-lhes o direito à "igualdade de acesso" ou a um ambiente educacional "menos restritivo". Mas os surdos — ao menos os que têm surdez profunda e surdez pré-linguística, cuja língua nativa e comunitária é a língua de sinais — encontram-se numa categoria muito especial, e de fato única. Não podem ser comparados a nenhum outro grupo de alunos. Os surdos não se consideram deficientes, e sim uma minoria linguística e cultural, que tem a necessidade, na verdade o direito, de estar juntos, de ir para a escola juntos, de aprender uma língua que lhes é acessível e de viver na companhia e comunidade de outros como eles.

A legislação sobre os deficientes, com sua ênfase na igualdade de acesso, não leva em consideração essas necessidades e requisitos especiais; pior ainda, ela gera o risco de dissolução de um sistema educacional único que também tem sido fundamental para proporcionar continuidade linguística e cultural aos surdos. Muito recentemente (1989), o estado de Connecticut ameaçou fechar a American School for the Deaf, o Asilo Hartford que foi fundado por Clerc e Gallaudet em 1817, uma instituição que não só foi a pioneira, mas que tem sido a guardiã da educação dos surdos nos Estados Unidos há 173 anos. Felizmente, o que teria sido uma ação impensada e irrevogável foi adiada no último instante — mas ações semelhantes continuam a ameaçar os internatos de todo o país.

Obviamente, a população de estudantes surdos não é homogênea: inclui muitos alunos com surdez pós-linguística, que não são usuários nativos da língua de sinais e não se identificam com a comunidade surda ou com a língua de sinais; alunos como esses podem, de fato, preferir frequentar as escolas comuns. Mas sempre haverá estudantes com surdez pré-linguística cujas educação e inserção na cultura em tenra idade serão mais bem-sucedidas se ocorrerem em internatos e que precisam ter pelo menos a opção de ir para tais escolas, e não ser forçados a estudar nas escolas comuns. Mas esses internatos, fundados nos séculos XVIII e XIX, podem ter uma atmosfera anacrônica, dickensiana. Eles precisam ser preservados, julga-se — porém modificados, tornados mais abertos, menos vitorianos. Por exemplo, a antiga escola Via Nomentana, em Roma, modificada, desfruta hoje uma vida nova, não só como escola, mas também como um clube, um centro artístico e teatral e um centro de pesquisas para os surdos — que agora alguns alunos ouvintes e seus pais também frequentam (Pinna *et al.*, 1990).

10. Não existe um equivalente exato, no mundo ouvinte, ao papel crucial dos colégios internos para surdos, clubes para surdos etc.; pois estes são, sobretudo, lugares onde os surdos encontram um lar. Os jovens surdos, infelizmente, podem sentir-se bastante isolados, até mesmo separados, em sua própria família, em escolas de ouvintes, no mundo ouvinte; mas é possível que descubram uma nova família, um profundo senso de chegada ao lar, quando encontram outros surdos. Schein (1989) cita as seguintes palavras de um jovem surdo:

> Minha irmã contou-me sobre a Escola para Surdos de Maryland. [...] Minha reação imediata foi de raiva e rejeição — de mim mesmo. Com relutância, eu a acompanhei à escola um dia — e finalmente comecei a chegar a minha *casa*. Foi de fato uma experiência de amor. Pela primeira vez, senti-me menos como um *estranho* numa terra estranha e mais como membro de uma comunidade.

E Kyle e Woll (1985) citam um relato contemporâneo sobre uma visita de Clerc a uma escola de surdos londrina em 1814:

> Tão logo Clerc contemplou aquela visão [das crianças no jantar], seu rosto animou-se: ficou tão comovido quanto ficaria um viajante com sensibilidade ao encontrar de súbito, em regiões distantes, uma colônia de compatriotas. [...] Clerc aproximou-se delas. Fez sinais, e elas lhe responderam com sinais.
>
> Essa comunicação inesperada causou neles a mais deliciosa sensação, e para nós foi uma cena de expressão e sensibilidade que nos deu a mais profunda satisfação.

11. Logo aconteceu a divisão dos caminhos, com os alunos cegos sendo educados separadamente dos "surdos-mudos" (como eram denominados os surdos congênitos que pouco ou nada falavam). Entre os 2 mil estudantes do Gallaudet atualmente, existem cerca de vinte que são surdos e cegos (a maioria com síndrome de Usher). Esses alunos, naturalmente, precisam desenvolver sensibilidade táctil e inteligência excepcionais, como fez Helen Keller.

12. Ver Gallaudet, 1983.

13. Os protagonistas dessa luta, Bell e Gallaudet — ambos filhos de mães

surdas (mas cujas atitudes em relação à própria surdez eram completamente diferentes), cada qual ardorosamente devotado aos surdos a seu próprio modo —, diferiam tanto um do outro quanto dois seres humanos podem diferir (ver Winefield, 1987).

14. Há uma esfera onde a língua de sinais sempre tem continuado a ser usada, em todo o mundo, apesar das mudanças de hábitos e das proibições dos educadores — em serviços religiosos para surdos. Padres e outros nunca se esqueceram das almas de seus paroquianos surdos, aprenderam a língua de sinais (muitas vezes com esses paroquianos) e realizaram serviços religiosos nessa língua durante todo o período das intermináveis altercações a respeito do oralismo e do eclipse da língua de sinais na educação secular. A preocupação do abade De l'Epée foi antes de mais nada religiosa, e essa preocupação, com sua pronta percepção da "língua natural" dos surdos, tem permanecido inabalável apesar das vicissitudes seculares por duzentos anos. Esse uso religioso da língua de sinais é discutido por Jerome Schein:

> Que a língua de sinais possui um aspecto espiritual não deve ser surpresa para ninguém, especialmente se considerarmos seu uso por ordens religiosas que fazem voto de silêncio e por padres na educação de crianças surdas. O que precisa ser visto para ser plenamente apreciado, porém, é sua singular adequação ao culto religioso. É impossível descrever com precisão a profundidade de expressão que pode ser alcançada com o uso da língua de sinais. O Oscar entregue a Jane Wyman em 1948 pelo papel de uma moça surda em *Johnny Belinda* sem dúvida deveu muito à sua primorosa (e correta) interpretação do padre-nosso em Ameslan [American Sign Language — Língua Americana de Sinais].
>
> É talvez no culto religioso que a beleza dos sinais evidencia-se mais. Algumas igrejas possuem coros na língua de sinais. Observar os componentes de túnica fazendo sinais simultâneos pode ser uma experiência inspiradora de sentimento reverencial. (Schein, 1984, pp. 144-5.)

Em outubro de 1989, visitei uma sinagoga de surdos em Arleta, no Sul da Califórnia, para o solene serviço do Dia da Expiação (Yom Kippur). Mais de duzentas pessoas reuniam-se ali, algumas tendo viajado centenas de quilômetros. Algumas falavam, mas todo o culto foi transmitido na língua de sinais; o rabino, o coro e a congregação, todos usavam essa língua. Chegada a hora da leitura da Lei — a Torá hebraica é escrita num pergaminho, e partes dele são lidas por diferentes membros da congregação —, essa "leitura em voz alta" realizou-se em sinais, uma tradução fluente do hebraico bíblico para a língua de sinais. Algumas preces extras, especiais, foram adicionadas ao culto. Em certo trecho, no qual se faz uma expiação comum, sob a forma "Fizemos isso, fizemos aquilo; pecamos por fazer isso, pecamos por fazer aquilo...", mais um "pecado" foi adicionado: "Pecamos por ser impacientes com os ouvintes quando eles não conseguiram nos entender". E uma prece extra de agradecimento foi acrescida: "Destes-nos mãos para que pudéssemos criar uma língua".

O coro na língua de sinais foi especialmente surpreendente; eu nunca vira aqueles sinais amplos e eloquentes, ou sinais em uníssono — nem vira sinais serem usados fora do costumeiro espaço de comunicação para fins de diálogo humano, social, e sim lá em cima, sobre os ombros, em direção ao céu, a Deus. (Havia um clima de grande devoção, embora bem à minha frente uma mulher de meia-idade tagarelasse com a filha, usando as mãos sem parar, uma *yenta* fofoqueira usuária da língua de sinais que me lembrou os murmúrios e bate-papos nas sinagogas da minha terra.)

Os congregados chegaram bem antes do culto e permaneceram por muito tempo depois — era um importante evento social e cultural, além de religioso. Congregações como essa são raríssimas, e não pude deixar de imaginar como seria para uma criança surda ser criada em Montana ou Wyoming, sem uma igreja ou sinagoga de surdos num raio de milhares de quilômetros.

15. Isso aconteceu não só nos Estados Unidos, mas em todo o mundo — mesmo a escola de De l'Epée, quando a visitei em 1990, tornara-se rigidamente "oral" (achei que De l'Epée devia estar revirando no túmulo).

16. Lamento não ter tido a chance de discutir isso com Carol Padden e Tom Humphries, pois, sendo eles próprios surdos e cientistas, estão em posição de ver esses eventos tanto de dentro como de fora; em seu livro *Deaf America*, no capítulo "Uma mudança de consciência", eles apresentaram um relato extraordinariamente perspicaz sobre a mudança de atitudes em relação aos surdos, e entre os surdos, nos últimos trinta anos.

17. Padden, 1980, p. 90.

18. Stokoe, 1980, pp. 266-7.

19. Mas Klima e Bellugi contam que, numa conferência de 1965, quando Chomsky definiu a língua como "uma correspondência específica entre som e significado", perguntaram-lhe como ele definiria as línguas de sinais dos surdos (em termos de sua caracterização). Comsky demonstrou mente aberta, dizendo que não via motivos para que o aspecto do som fosse considerado crucial, e refez sua definição de língua como uma "correspondência entre sinal e significado" (Klima e Bellugi, 1979, p. 35).

20. Fant, 1980.

21. A ASL presta-se extremamente bem ao uso e transformação artística — muito mais do que qualquer forma de inglês manualmente codificado ou em sinais — em parte por ser uma língua original e, portanto, uma língua para a criação original, para o pensamento, e em parte porque sua natureza icônica e espacial permite sobretudo a intensificação cômica, dramática e estética (a última seção do livro de Klima e Bellugi é reservada especificamente ao "Uso intensificado da língua" na língua de sinais). Na comunicação ordinária, porém, poucos surdos usam a ASL pura — a maioria introduz e incorpora expressões, sinais, neologismos do inglês em sinais, conforme as necessidades de comunicação.

Embora, em termos linguísticos e neurológicos, a ASL e o inglês em sinais sejam totalmente distintos, existe para fins práticos um *continuum*, que vai de formas do inglês em sinais num extremo, passando por diversas formas de língua franca que usam o inglês em sinais, até a ASL pura ou "profunda" no outro extremo.

22. Hoje em dia, professores e outras pessoas estão sendo incentivados a falar e usar sinais simultaneamente; esse método ("Sim Com"), espera-se, poderia assegurar as vantagens de ambas as línguas — na prática, porém, não o faz. A própria fala tende a ser artificialmente desacelerada para permitir que sejam feitos os sinais, mas mesmo assim a comunicação por sinais sai prejudicada, tende a ser mal executada e pode, de fato, omitir sinais importantes — a tal ponto que pode tornar-se ininteligível para as pessoas a quem se destina, os surdos. Cabe acrescentar que dificilmente é possível fazer sinais na ASL e falar ao mesmo tempo, pois essas línguas são totalmente diferentes: não é mais possível do que falar em inglês e escrever em chinês ao mesmo tempo — de fato, pode ser neurologicamente impossível.

23. Mas até agora não houve nos Estados Unidos nenhuma tentativa oficial para dar uma educação bilíngue às crianças surdas — fizeram-se apenas pequenos experimentos piloto (como o descrito por Michael Strong em Strong, 1988). Entretanto, ao contrário, como observa Robert Johnson, tem havido um uso generalizado e bem-sucedido da educação bilíngue na Venezuela, onde essa é uma política nacional e números crescentes de adultos surdos têm sido recrutados como auxiliares e professores (Johnson, comunicação pessoal). As escolas venezuelanas têm creches para onde as crianças e os bebês surdos são enviados assim que é feito o diagnóstico, para terem contato com adultos surdos usuários da língua de sinais até chegarem à idade de ir para o jardim da infância e a escola de primeiro grau, onde recebem instrução bilíngue. Um sistema semelhante foi instituído no Uruguai. Esses dois programas sul-americanos já obtiveram um êxito notável e são grandes promessas para o futuro — é uma pena que até agora sejam praticamente desconhecidos pelos educadores americanos e europeus (ver, porém, Johnson, Liddell, Erting, 1989). Os únicos outros países com programas bilíngues para surdos são a Suécia e a Dinamarca — onde as línguas de sinais nativas são oficialmente reconhecidas como "língua-mãe" dos surdos. Tudo isso demonstra com muita clareza que se pode aprender a ler com perfeição sem falar e que a "comunicação total" não é um intermediário necessário entre a educação oral e a bilíngue.

24. O sociolinguista James Woodward interessa-se especialmente por isso (ver Woodward, 1982). Esse crescente senso de diversidade cultural, em vez de uma única "norma" fixa com "desvios" de cada lado, remonta a uma generosa tradição de um século ou mais no passado; em particular, ao ponto de vista de Laurent Clerc (e essa é outra razão, ainda mais fundamental, por que os estudantes invocavam o nome de Clerc e sentiam que era seu espírito que conduzia a revolta).

Os ensinamentos de Clerc, até sua morte, tiveram o efeito de ampliar a visão oitocentista da "natureza humana", de introduzir um senso relativista e igualitário de grande diversidade natural, e não apenas da dicotomia "normal" e "anormal". Tachamos nossos antecessores do século XIX de rígidos, moralistas, repressivos, censuradores, mas o tom de voz de Clerc, e daqueles que o ouviam, dá a impressão oposta: de que aquela foi uma época muito acolhedora para o "natural" — para toda a variedade e gama de inclinações naturais — e não propensa (ou pelo menos não tão propensa quanto a nossa) a julgamentos moralizantes ou clínicos sobre o que era "normal" e o que era "anormal".

Esse senso da variação da natureza evidencia-se vezes sem conta na breve *Autobiografia* de Clerc (com excertos publicados em Lane, 1984*a*). "Toda criatura, toda obra de Deus, é feita admiravelmente. O que julgamos defeituoso nela revela-se vantajoso para nós sem que o saibamos." Ou ainda: "Só podemos agradecer a Deus pela rica diversidade de sua criação e esperar que no mundo futuro a razão dela seja explicada". A concepção de Clerc sobre "Deus", "criação", "natureza" — humilde, apreciativa, branda, sem ressentimento — talvez se fundamente no senso de si mesmo, e dos demais surdos, como seres diferentes mas, ainda assim, completos. Contrasta marcadamente com a fúria meio terrível, meio prometeica de Alexander Graham Bell, que costuma encarar a surdez como um embuste, uma privação e uma tragédia, preocupando-se sempre em "normalizar" os surdos, "corrigir" as asneiras de Deus e, de um modo geral, "melhorar" a natureza. Clerc defende a riqueza, a tolerância e a diversidade cultural. Bell defende a tecnologia, a engenharia genética, os aparelhos auditivos, os telefones. Os dois tipos são inteiramente opostos, mas ambos, é evidente, têm um papel a desempenhar no mundo.

25. Em 1981, foi publicada a volumosa e ilustrada obra de Jack R. Gannon, *Deaf heritage: a narrative history of deaf America*. Os livros de Harlan Lane, a partir de 1976, não só apresentaram a história dos surdos em termos arrebatadores, dramáticos, mas também foram, em si mesmos, eventos "políticos", servindo para fornecer aos surdos uma concepção intensa (talvez parcialmente mítica) de seu próprio passado e uma motivação para recuperarem o melhor do passado no futuro. Portanto, não apenas registraram a história, mas também ajudaram a fazê-la (assim como o próprio Lane não foi só um narrador, mas um ativo participante da revolta de 1988).

26. Pelo menos, assim parecia a situação aos observadores de fora — os surdos revoltando-se contra o rótulo de "inválidos". Os membros da comunidade surda inclinavam-se a ver a questão de um modo diferente, afirmando que nunca se haviam considerado inválidos. Padden e Humphries são enfáticos quanto a isso:

> "Inválido" é um rótulo que historicamente não pertence ao povo surdo. Sugere autorrepresentações e objetivos políticos não familiares ao grupo. Quando os surdos discutem sua surdez, empregam termos profundamente ligados à sua língua, seu passado e sua comunidade. Suas preocupações permanentes têm sido a preservação de sua língua, políticas para educar

as crianças surdas e manutenção de suas organizações sociais e políticas. O moderno linguajar do "acesso" e dos "direitos civis", pouco familiar como é para os surdos, tem sido usado por líderes surdos porque o público compreende essas preocupações mais prontamente do que as que são específicas da comunidade surda. (Padden e Humphries, 1988, p. 44.)

27. Não se deve pensar que mesmo o mais ferrenho usuário da língua de sinais seja contra outros modos de comunicação, quando necessário. A vida mudou imensamente para os surdos graças a vários recursos técnicos surgidos nos últimos vinte anos, como por exemplo a televisão em circuito fechado legendada e os teletipos (TTY; agora, TDD, ou Telecomunications Devices for the Deaf — dispositivos de comunicação para surdos) — recursos que teriam encantado Alexander Graham Bell (que originalmente inventara o telefone em parte como um auxiliar para os surdos). A greve de 1988 no Gallaudet dificilmente teria prosseguido sem esses recursos, que os estudantes exploraram de forma brilhante.

Ainda assim, os teletipos também têm um lado negativo. Antes de serem amplamente disponíveis, quinze anos atrás, os surdos faziam um esforço enorme para se encontrar uns com os outros — visitavam-se em casa constantemente e frequentavam com assiduidade o clube local para surdos. Essas eram as únicas chances de conversar com outros surdos; essas constantes visitas ou encontros em clubes formavam laços vitais que uniam a comunidade surda num todo físico compacto. Agora, com os teletipos (no Japão usam-se os aparelhos de fax), são bem menos frequentes as verdadeiras visitas entre os surdos, os clubes para surdos começam a esvaziar-se e uma nova e preocupante rarefação começa a imperar. Talvez os teletipos (e os programas de televisão legendados ou na língua de sinais) deem aos surdos a impressão de estarem juntos numa aldeia eletrônica — mas uma aldeia eletrônica não é como uma aldeia verdadeira, e não se reverte com facilidade uma diminuição nas visitas e comparecimentos ao clube.

28. Embora quase todos tenham apreciado muito a escolha de King Jordan, uma facção considerou sua eleição um meio-termo (pelo fato de sua surdez ser pós-linguística) e apoiou o terceiro finalista, Harvey Corson, superintendente da Lousiana School for the Deaf, que tem surdez pré-linguística e é usuário nativo da língua de sinais.

29. Embora o nível de consciência política e pública na Europa possa não se equiparar ainda ao dos Estados Unidos, há outros aspectos em que as comunidades surdas europeias são mais avançadas. Os usuários da língua de sinais na Europa têm muito mais experiência e habilidade do que seus equivalentes americanos para estabelecer comunicação com surdos de outros países — e isso acontece não só entre indivíduos, mas em reuniões onde é possível encontrar-se usuários de uma dúzia de línguas de sinais diferentes. Existe um sistema de gestos e sinais artificial, inventado, denominado Gestuno, por analogia com o ido ou o esperanto; mas o verdadeiro modo de comunicação, cada vez mais, é a

chamada Língua Internacional de Sinais [International Sign Language, ISL], que recorre aos vocabulários e padrões de todos os presentes e é, por assim dizer, continuamente improvisada e enriquecida entre eles. Há três décadas, a ISL vem evoluindo, enriquecendo, tornando-se mais formalizada, mais semelhante a uma língua — embora seja ainda, em essência, uma língua de contato, uma língua franca. É preciso ressaltar que essa comunicação "interlingual" entre os surdos, que pode desenvolver-se com rapidez e complexidade notáveis — muito além de qualquer coisa que possa ocorrer entre falantes de diferentes línguas —, é bastante misteriosa e vem sendo intensamente investigada em nossos dias.

Os surdos europeus não só tendem a viajar muito — pois são capazes de superar as barreiras da língua com muito mais facilidade do que os ouvintes —, mas também é frequente casarem-se com pessoas surdas de outros países, ocorrendo assim muita migração interlingual. Seria improvável e difícil para um galês, digamos, fixar-se na Finlândia, ou vice-versa; mas essas migrações (pelo menos no território europeu) não são nada raras entre os surdos. Pois a comunidade surda é supranacional, de um modo semelhante à comunidade judaica mundial ou a outros grupos étnicos e culturais. Talvez, de fato, estejamos assistindo ao início de uma comunidade surda pan-europeia — uma comunidade que pode muito bem disseminar-se além da Europa, pois a comunidade surda abrange o mundo inteiro.

Isso, de fato, ficou muito evidente num memorável festival e conferência internacional de surdos, o Deaf Way, realizado em julho de 1989 em Washington, D.C. Compareceram ao evento mais de 5 mil surdos, provenientes de mais de oitenta países do mundo. Quem entrava no vasto salão de conferências do hotel podia ver dúzias de línguas de sinais diferentes em uso; contudo, ao fim de uma semana, a comunicação entre diferentes nacionalidades era relativamente fácil — não a Babel que por certo teria surgido com dúzias de línguas faladas. Havia dezoito teatros nacionais de surdos — podia-se, conforme o gosto, assistir a *Hamlet* na Língua Italiana de Sinais, *Édipo* na Língua Russa de Sinais, ou todo tipo de peças inéditas em dezoito línguas de sinais diferentes. Formou-se um Clube Internacional de Surdos e testemunhou-se o início, ou a emergência, de uma comunidade surda global.

BIBLIOGRAFIA SELECIONADA

HISTÓRIA DOS SURDOS

A mais completa história dos surdos, de sua libertação na década de 1750 à (fatal) conferência de Milão em 1880, encontra-se em Harlan Lane, *When the mind hears*: *a history of the deaf*.

Excertos de autobiografias dos primeiros surdos alfabetizados e seus professores durante esse período foram publicados em Harlan Lane (ed.), *The deaf experience*: *classics in language and education*, traduzido por Franklin Philip.

Uma agradável história informal dos surdos, repleta de esboços literários pessoais e fascinantes ilustrações, foi fornecida por Jack R. Gannon em *Deaf heritage*: *a narrative history of deaf America*.

O próprio Edward Gallaudet escreveu uma história semiautobiográfica do Gallaudet College, *History of the college for the deaf, 1857-1907*.

Um artigo notavelmente informativo e extenso intitulado "Deaf and dumb" pode ser encontrado na edição dos "scholars" (a 11ª) da *Encyclopaedia Britannica*.

ILHAS DE SURDOS

Um relato extremamente vívido, tocante, da singular comunidade de Martha's Vineyard encontra-se em Nora Ellen Groce, *Everybody here spoke Sign Language*: *hereditary deafness on Martha's Vineyard*.

Deafness, de David Wright, é o mais belo relato que conheço sobre a surdez adquirida.

Um livro mais recente, de Lou Ann Walker, *A loss for words*: *the story of deafness in a family*, faz uma descrição eloquente da vida de um filho ouvinte de pais surdos.

The quiet ear: *deafness in literature*, compilado por Brian Grant, com prefácio de Margaret Drabble, é uma antologia de textos breves escritos por surdos ou sobre surdos, muito agradável de ler e bastante variada.

Um vívido relato de uma vida rica e criativa encontra-se em *Lessons in laughter*, do célebre ator surdo Bernard Bragg. É interessante salientar que ele não foi escrito (embora Bragg, um ator shakespeariano, seja altamente letrado), mas grafado na língua de sinais (pois esta, e não o inglês, é a primeira língua de Bragg) e depois traduzido para o inglês.

Outra fascinante descrição de uma vida rica e criativa encontra-se em *What's that pig outdoors*, do editor literário do *Sun-Times* de Chicago, Henry Kisor. Ele perdeu a audição com três anos e meio de idade, quando já aprendera a falar e adquirira linguagem — Kisor não se comunica na língua de sinais, mas lê os lábios e fala. Ele não se identifica como culturalmente surdo, e sua vida, ao contrário da de Bernard Bragg, tem se passado inteiramente no mundo dos ouvintes.

A COMUNIDADE E A LÍNGUA DOS SURDOS

Os estudos demográficos em geral são insípidos, mas Jerome Schein é incapaz de ser insípido. *The deaf population in the United States*, de Jerome D. Schein e Marcus T. Delk Jr., fornece um vívido perfil da população surda nos Estados Unidos de quinze anos atrás, época em que começavam a ocorrer mudanças fundamentais. Também recomendados são Schein, *Speaking the language of Sign* e *At home among strangers*.

É interessante comparar e contrastar a situação dos surdos e sua língua de sinais na Grã-Bretanha. Uma boa descrição é fornecida por J. G. Kyle e B. Woll em *Sign Language*: *the study of deaf people and their language*.

Um esplêndido quadro geral da comunidade surda encontra-se em *Sign Language and the deaf community*: *essays in honor of William C. Stokoe*, organizado por Charlotte Baker e Robbin Battison. Não existe um único ensaio nesse livro que não seja pelo menos fascinante — e há também uma importante e comovente retrospectiva do próprio Stokoe.

Um livro extraordinário — mais ainda porque seus autores são surdos e podem discorrer sobre a comunidade surda com o conhecimento de quem faz parte dela, sobre suas organizações, aspirações, imagens, crenças, artes, língua etc. — é *Deaf America*: *voices from a culture*, de Carol Padden e Tom Humphries.

Também muito acessível aos leitores em geral e rico em vívidas entrevistas com membros da comunidade surda é Arden Neisser, *The other side of silence*: *Sign Language and the deaf community in America*.

Um verdadeiro tesouro para folhear (apesar de os volumes serem um pouco pesados demais para ler na cama e meio caros demais para ler na banheira) é a *Gallaudet Encyclopedia of deaf people and deafness*, organizada por John Van Cleeve. Um dos encantos dessa enciclopédia (assim como de todas as melhores enciclopédias) é podermos abri-la em qualquer página e encontrarmos esclarecimento e satisfação.

DESENVOLVIMENTO INFANTIL E EDUCAÇÃO DOS SURDOS

Nas obras de Jerome Bruner, pode-se descobrir de que modo uma psicologia revolucionária por sua vez revoluciona a educação. Particularmente notável nesse contexto é Bruner, *Towards a theory of instruction* e *Child's talk: learning to use language*.

Um importante estudo do desenvolvimento e da educação de crianças surdas inspirado em Bruner encontra-se em David Wood, Heather Wood, Amanda Griffiths, Ian Howarth, *Teaching and talking with deaf children*.

O trabalho recente de Hilde Schlesinger é encontrado apenas na literatura profissional, que nem sempre é facilmente disponível. Mas seu livro anterior é vívido e acessível: Hilde S. Schlesinger, Kathryn P. Meadow, *Sound and sign: childhood deafness and mental health*.

Observação e psicanálise combinam-se muito eficazmente em Dorothy Burlingham, *Psychoanalytic studies of the sighted and the blind*; seria ótimo que se fizesse um estudo semelhante sobre as crianças surdas.

Daniel Stern também conjuga observação direta e construção analítica em *The interpersonal world of the infant*. Stern interessa-se particularmente pelo desenvolvimento de um "eu verbal".

GRAMÁTICA, LINGUÍSTICA E LÍNGUA DE SINAIS

O gênio da linguística em nossa época é Noam Chomsky, que escreveu doze livros sobre linguagem depois de seu revolucionário *Syntactic structures* (1957). Em minha opinião, sua obra mais vívida e agradável de ler são suas Beckman Lectures de 1967, reeditadas como *Language and mind*.

A figura central na linguística da língua de sinais, desde 1970, tem sido Ursula Bellugi. Nenhum de seus trabalhos é exatamente uma leitura amena, mas podem-se vislumbrar panoramas fascinantes e mergulhar com todo o prazer no enciclopédico *The signs of language*, de Edward S. Klima e Ursula Bellugi. Ela e seus colegas também têm sido os mais destacados investigadores das bases neurais da língua de sinais; nesse assunto, igualmente se pode alcançar um senso dos fascínios do tema em Howard Poizner, Edward S. Klima, Ursula Bellugi, *What the hands reveal about the brain*.

OBRAS GERAIS SOBRE LINGUAGEM

O livro *Words and things*, de Roger Brown, é muito agradável de ler, espirituoso e incitante.

Também agradável de ler, magnífico, porém às vezes demasiado dogmático, é Eric H. Lenneberg, *Biological foundations of language*.

As mais belas e profundas de todas as investigações encontram-se em L. S. Vygotsky, *Thought and language*, publicado pela primeira vez em russo em 1934, postumamente, e mais tarde traduzido por Eugenia Hanfmann e Gertrude Vakar para o inglês. Vygotsky foi chamado não injustamente de "o Mozart da psicologia".

Uma de minhas obras favoritas é *Language and the discovery of reality: a developmental psychology of cognition*, de Joseph Church, um livro ao qual se volta vezes sem conta.

ANTROPOLOGIA CULTURAL

Embora possam estar (ou não estar) obsoletas, são de grande interesse todas as obras de Lucien Lévy-Bruhl e suas incessantes considerações sobre a linguagem e o pensamento "primitivos": seu primeiro livro, *How natives think*, publicado originalmente em 1910, dá uma boa ideia geral das tendências desse autor.

The interpretation of cultures, de Clifford Geertz, tem de estar ao lado de quem se põe a pensar sobre "cultura" — e é um corretivo fundamental para as ideias primitivas, românticas, a respeito da natureza humana inculta, pura e não adulterada.

Porém, igualmente, é preciso ler Rousseau — ler suas obras novamente à luz dos surdos e sua língua: em minha opinião, *Discurso sobre a origem da desigualdade* é a mais rica e mais equilibrada de suas obras.

SERES HUMANOS SELVAGENS E ISOLADOS

Visões sem igual de como são os seres humanos quando privados de sua língua e cultura normais são proporcionadas por esse fenômeno humano raro e temível, porém crucialmente importante (cada um dos quais, nas palavras de lorde Monboddo, é mais importante do que a descoberta de 30 mil estrelas). Assim, não por acaso, o primeiro livro de Harlan Lane foi *The wild boy of Aveyron.*

O relato de Anselm von Feuerbach sobre Kaspar Hauser, escrito em 1832, é um dos mais espantosos documentos psicológicos do século XIX. Em inglês, foi publicado como *Caspar Hauser.*

Mais uma vez, não é coincidência o fato de Werner Herzog ter concebido e dirigido não apenas um filme muito eloquente sobre Kaspar Hauser, mas também um filme sobre os cegos e surdos, *Land of darkness and silence.*

A mais profunda reflexão contemporânea sobre o "assassinato da alma" de Kaspar Hauser encontra-se num brilhante ensaio psicanalítico de Leonard Shengold, *Halo in the sky: observations on anality and defense.*

É muito proveitoso examinar o estudo bastante minucioso de uma "criança selvagem" encontrada na Califórnia em 1970: Susan Curtiss, *Genie: a psycholinguistic study of a modern-day "wild child"*.

Finalmente, um fascinante e pormenorizado relato sobre um Massieu moderno, um homem surdo que chegou à idade adulta sem saber língua de espécie alguma mas aprendeu uma língua mais tarde, e como sua vida e sua mente mudaram com isso, encontra-se em Susan Schaller, *A man without words*.

REFERÊNCIAS BIBLIOGRÁFICAS

ARLOW, J. A. "Communication and character: a clinical study of a man raised by deaf-mute parents." *The Psychoanalitic Study of the Child*, v. 31, pp. 139-63, 1976.

BAKER, Charlotte; BATTISON, Robbin (eds.). *Sign Language and the deaf community: essays in honor of William C. Stokoe.* Silver Spring, Maryland, National Association of the Deaf, 1980.

BELL, Alexander Graham. *Memoir upon the formation of a deaf variety of the human race.* New Haven, National Academy of Science, 1883.

BELLUGI, Ursula. "Clues from the similarities between signed and spoken language." *In*: BELLUGI, U.; STUDDERT-KENNEDY, M. (eds.). *Signed and spoken language: biological constraints on linguistic form.* Weinheim and Deerfield Beach, Fla., Verlag Chemie, 1980.

BELLUGI, Ursula; NEWKIRK, Don. "Formal devices for creating new signs in American Sign Language." *Sign Language Studies*, v. 30, pp. 1-33, 1981.

BELLUGI, U.; O'GRADY, L.; LILLO-MARTIN, D.; O'GRADY, M.; VAN HOEK, K.; CORINA, D. "Enhancement of spatial cognition in hearing and deaf children." *In*: VOLTERRA, V.; ERTING, C. (eds.). *From gesture to language in hearing children.* Nova York, Springer Verlag, 1989.

BELMONT, John; KARCHMER, Michael; BOURG, James W. "Structural influences on deaf and hearing children's recall of temporal/spatial incongruent letter strings." *Educational Psychology*, v. 3, n. 3-4, pp. 259-74, 1983.

BONVILLIAN, J. D.; NELSON, K. E. "Sign Language acquisition in a mute autistic boy." *Journal of Speech and Hearing Disorders*, v. 41, pp. 339-47, 1976.

BRAGG, Bernard. *Lessons in laughter* (transmitidas por sinais a Eugene Bergman). Washington, D.C., Gallaudet University Press, 1989.

BROWN, Roger. *Words and things.* Glencoe, Ill., The Free Press, 1958.

BRUNER, Jerome. *Towards a theory of instruction.* Cambridge, Mass., Harvard University Press, 1966.

_____. *Child's talk: learning to use language.* Nova York; Oxford, Oxford University Press, 1983.

_____. *Actual minds, possible worlds.* Cambridge, Mass.; Londres, Harvard University Press, 1986.

BULLARD, Douglas. *Islay.* Silver Spring, Maryland, T. J. Publishers, 1986.

BURLINGHAM, Dorothy. *Psychoanalitic studies of the sighted and the blind.* Nova York, International Universities Press, 1972.

CHANGEUX, J.-P. *Neuronal man*. Nova York, Pantheon Books, 1985.

CHOMSKY, Noam. *Syntatic structures*. 's-Gravenhage, Mouton, 1957.

______. *Cartesian linguistics*. Nova York, Harper & Row, 1966.

______. *Language and mind*. Nova York, Harcourt, Brace and World, 1968.

CHURCH, Joseph. *Language and the discovery of reality*. Nova York, Random House, 1961.

CONRAD, R. *The deaf schoolchild: language and cognitive function*. Londres; Nova York, Harper and Row, 1979.

CORINA, David P. "Recognition of affective and noncanonical linguistic facial expressions in hearing and deaf subjects." *Brain and Cognition*, v. 9, n. 2, pp. 227-37, 1989.

CRICK, Francis. "The recent excitement about neural networks." *Nature*, v. 337, pp. 129-32, 12 de janeiro de 1989.

CRITCHLEY, MacDonald. *The language of gesture*. Londres, Arnold, 1939.

CURTISS, Susan. *Genie: a psycholinguistic study of a modern-day "wild child"*. Nova York, Academic Press, 1977.

DAMASIO, A.; BELLUGI, U.; DAMASIO, H.; POIZNER, H.; VAN GILDER, J. "Sign Language aphasia during left hemisphere amytal injection." *Nature*, v. 332, pp. 363-5, 24 de julho de 1986.

DE L'EPÉE, C. M. *Institution des Sourds-Muets par la voie des signes méthodiques*. Paris, Nyon, 1776. Foram publicados excertos em inglês: *American Annals of the Deaf, v.* 13, pp. 8-29, 1861.

EASTMAN, Gilbert. "From student to professional: a personal chronicle of Sign Language." *In*: BAKER, C; BATTISON, R. (eds.). *Sign Language and the deaf community*. Silver Spring, Maryland, National Association of the Deaf, 1980.

EDELMAN, Gerald M. *Neural darwinism: the theory of neuronal group selection*. Nova York, Basic Books, 1987.

______. *The remembered present*. Nova York, Basic Books, 1990.

ERTING, Carol J.; PREZIOSO, Carlene; HYNES, Maureen O'Grady. "The interactional context of deaf mother-infant communication." *In*: VOLTERRA, V.; Erting, C. (eds.). *From gesture to language in hearing and deaf children*. Nova York, Springer Verlag, 1989.

FANT, Louie. "Drama and poetry in Sign Language: a personal reminiscence." *In*: BAKER, C; BATTISON, R. (eds.). *Sign Language and the deaf community*. Silver Spring, Maryland, National Association of the Deaf, 1980.

FISCHER, Susan D. "Sign languages and *creoles*." *In*: SIPLE, Patricia (ed.). *Understanding language through Sign Language research*. Nova York, Academic Press, 1978.

FRASER, George R. *The causes of profound deafness in childhood*. Baltimore, Johns Hopkins University Press, 1976.

FURTH, Hans G. *Thinking without language: psychological implications of deafness*. Nova York, Free Press, 1966.

GALLAUDET, Edward Miner. *History of the college for the deaf, 1857-1907*. Washington, D.C., Gallaudet College Press, 1983.

GANNON, Jack R. *Deaf heritage: a narrative history of deaf America*. Silver Spring, Maryland, National Association of the Deaf, 1981.

GEE, James Paul; GOODHART, Wendy, "ASL and the biological capacity for language." *In*: STRONG, Michael (ed.). *Language learning and deafness*. Nova York; Cambridge, Cambridge University Press, 1988.

GEERTZ, Clifford. *The interpretation of cultures*. Nova York, Basic Books, 1973.

GOLDBERG, E. "The gradiential approach to neocortical functional organization." *Journal of Clinical and Experimental Neuropsychology*, v. 11, n. 4, pp. 489-517, 1989.

GOLDBERG, E.; Costa, L. D. "Hemispheric differences in the acquisition of descriptive systems." *Brain and Language*, v. 14, pp. 144-73, 1981.

GOLDBERG, E.; VAUGHAN, H. G.; GERTSMAN, L. G. "Non-verbal descriptive systems and hemispheric asymmetry: shape versus texture discrimination." *Brain and Language*, v. 5, pp. 249-57, 1978.

GOLDIN-MEADOW, S.; FELDMAN, H. "The development of language-like communication without a language model." *Science*, v. 197, pp. 401-3, 1977.

GRANT, Brian (ed.). *The quiet ear: deafness in literature*. Prefácio de Margaret Drabble. Londres, Andre Deutsch, 1987.

GREGORY, Richard. *Concepts and mechanisms of perception*. Londres, Duckworth, 1974.

GROCE, Nora Ellen. *Everyone here spoke Sign Language: hereditary deafness on Martha's Vineyard*. Cambridge, Mass.; Londres, Harvard University Press, 1985.

HEAD, Henry. *Aphasia and kindred disorders of speech*. Cambridge, Cambridge University Press, 1926.

HEFFNER, H. E.; HEFFNER, R. S. "Cortical deafness cannot account for 'sensory aphasia' in Japanese macaques." *Society for Neuroscience Abstracts*, v. 14, n. 2, p. 1099, 1988.

HELMHOLTZ, Hermann L. F. *The sensations of tone, as a physiological basis for the theory of music*. Tradução de A. J. Ellis. Londres, Longmans, Green & Co., 1875 (edição alemã original, 1862).

HEWES, Gordon. "Language in early hominids." *In*: STOKOE, W. (ed.). *Language origins*. Silver Spring, Maryland, Linstok Press, 1974.

HUGHLINGS-JACKSON, John. "Hughlings-Jackson on aphasia and kindred affections of speech, together with a complete bibliography of his publications on speech and a reprint of some of the more important papers." *Brain*, v. 38, pp. 1-190, 1915.

HULL, John M. *Touching on the rock: an experience of blindness*. Londres, SPKC, 1990.

HUTCHINS, S.; POIZNER, H.; MCINTIRE, M.; NEWKIRK, D.; ZIMMERMAN, J. "A computerized written form of sign languages as an aid to language learning." *Proceedings of the Annual Congress of the Italian Computing society* (AICA). Palermo, Itália, pp. 141-51, 1986.

ITARD, Jean-Marc. *The wild boy of Aveyron.* Tradução de G. e M. Humphrey. Nova York, Century, 1932.

JACOBS, Leo M. *A deaf adult speaks out.* Washington, D.C., Gallaudet College Press, 1974.

JAMES, William. "Thought before language: a deaf-mute's recollections." *American Annals of the Deaf,* v. 38, n. 3, pp. 135-45, 1893.

JOHNSON, Robert E.; LIDDELL, Scott K.; ERTING, Carol J. "Unlocking the curriculum: principles for achieving access in deaf education." Gallaudet Research Institute, Working Paper 89-3, 1989.

KISOR, Henry. *What's that pig outdoors: a memoir of deafness.* Nova York, Hill and Wang, 1990.

KANNAPELL, Barbara. "Personal Awareness and advocacy in the deaf community." *In*: BAKER, C; BATTISON, R. (eds.). *Sign Language and the deaf community.* Silver Spring; Maryland, National Association of the Deaf, 1980.

KLIMA, Edward S.; BELLUGI, Ursula. *The signs of language.* Cambridge, Mass., Harvard University Press, 1979.

KNOX, Jane E. "The changing face of Soviet defectology: a study in rehabilitation of the handicapped." *Studies in Soviet Thought,* v. 37, pp. 217-36, 1989.

KOSSLYN, S. M. "Seeing and imagining in the cerebral hemispheres: a computational approach." *Psychological Review,* v. 94, pp. 148-75, 1987.

KUSCHEL, R. "The silent inventor: the creation of a Sign Language by the only deaf-mute on a Polynesian island." *Sign Language Studies,* v. 3, pp. 1-27, 1973.

KYLE, J. G.; WOLL, B. *Sign Language: the study of deaf people and their language.* Cambridge, Cambridge University Press, 1985.

LANE, Harlan. *The wild boy of Aveyron.* Cambridge, Mass., Harvard University Press, 1976.

______. *When the mind hears: a history of the deaf.* Nova York, Random House, 1984*a*.

______. (ed.). *The deaf experience: classics in language and education.* Trad. Franklin Philip. Cambridge, Mass.; London, Harvard University Press, 1984*b*.

LENNEBERG, Eric H. *Biological foundations of language.* Nova York, John Wiley & Sons, 1967.

LÉVY-BRUHL, Lucien. *How natives think.* Nova York, Washington Square Press, 1966. Publicado originalmente em 1910 como *Les fonctions mentales dans sociétés inférieures.*

LIDDELL, Scott. *American Sign Language Syntax.* Haia, Mouton, 1980.

LIDDELL, Scott K.; JOHNSON, Robert E. "American Sign Language compound formation processes, lexicalization, and phonological remnants." *Natural Language and Linguistic Theory*, v. 4, pp. 445-513, 1986.

______. *American Sign Language: the phonological basis.* Silver Spring, Maryland, Linstok Press, 1989. *In*: *Sign Language Studies*, v. 64, pp. 195-277.

LURIA, A. R. *Cognitive development: its cultural and social foundations.* Cambridge, Mass., Harvard University Press, 1976.

LURIA, A. R.; YUDOVICH, F. Ia. *Speech and the development of mental processes in the child.* Londres, Staples Press, 1958.

MAHLER, M.; PINE, F.; Bergman, A. *The psychological birth of the human infant.* Nova York, Basic Books, 1975.

MANN, Edward John. *The deaf and the dumb.* N.p., Hitchcock, 1836.

MILLER, Jonathan. "The call of the wild." *New York Review of Books*, 16 de setembro de 1976.

MYKLEBUST, Helmer R. *The psychology of deafness.* Nova York; Londres, Grune & Stratton, 1960.

NEISSER, Arden. *The other side of silence.* Nova York, Alfred A. Knopf, 1983.

NEVILLE, Helen J. "Cerebral organization for spatial attention." *In*: STILES--DAVIS, J.; KRITCHEVSKY, M.; BELLUGI, U. (eds.). *Spatial cognition: brain bases and development.* Hillsdale, N. J.; Hove; Londres, Lawrence J. Erlbaum, 1988.

______. "Neurobiology of cognitive and language processing: effects of early experience." *In*: GIBSON, K; PETERSEN, A. C. *Brain maturation and behavioral development.* Hawthorn, N.Y., Aldine Gruyter Press, 1989.

NEVILLE, H. J.; BELLUGI, U. "Patterns of cerebral specialization in congenitally deaf adults: a preliminary report. *In*: SIPLE, Patricia (ed.). *Understanding language through Sign Language research.* Nova York, Academic Press, 1978.

NEWKIRK, Don. *Signfont handbook.* San Diego, Emerson & Stern Associates, 1987.

PADDEN, Carol. "The deaf community and the culture of deaf people." *In*: BAKER, C; BATTISON, R. (eds.). *Sign Language and the deaf community.* Silver Spring, Maryland, National Association of the Deaf, 1980.

PADDEN, Carol; HUMPHRIES, Tom. *Deaf in America: voices from a culture.* Cambridge, Mass.; Londres, Harvard University Press, 1988.

PENROSE, Roger. *The emperor's new mind.* Nova York, Oxford University Press, 1989.

PETITTO, Laura A.; BELLUGI, Ursula. "Spatial cognition and brain organization: clues from the acquisition of a language in space." *In*: STILES-DAVIS, J.; KRITCHEVSKY, M.; BELLUGI, U. (eds.). *Spatial cognition: brain bases and development.* Hillsdale, N. J.; Hove; Londres, Lawrence J. Erlbaum, 1988.

PINNA, P.; RAMPELLI, L.; ROSSINI, P.; VOLTERRA, V. "Written and unwritten records from a residential school in Rome." *Sign Language Studies*, v. 67, pp. 127-40, 1990.

POIZNER, Howard; KLIMA, Edward S.; BELLUGI, Ursula. *What the hands reveal about the brain.* Cambridge, Mass.; Londres, MIT Press, 1987.

RAPIN, Isabelle. "Effects of early blindness and deafness on cognition." *In*: KATZMAN, Robert (ed.). *Congenital and acquired cognitive disorders.* Nova York, Raven Press, 1979.

_____. "Helping deaf children acquire language: lessons from the past." *International Journal of Pediatric Otorhinolaryngology*, v. 11, pp. 213-23, 1986.

RESTAK, Richard M. *The mind.* Nova York, Bantam Books, 1988.

RYMER, Russ. "Signs of fluency." *The Sciences*, setembro de 1988, pp. 5-7.

SACKS, Oliver. *The man who mistook his wife for a hat.* [Edição brasileira: *O homem que confundiu sua mulher com um chapéu.* Companhia das Letras, 1997.] Nova York, Summit Books, 1985.

SAVAGE-RUMBAUGH, E. S. *Ape language: from conditioned response to symbol.* Nova York, Columbia University Press, 1986.

SCHALLER, Susan. *A man without words.* Nova York, Summit Books, 1991.

SCHEIN, Jerome D. *Speaking the language of Sign: the art and science of signing.* Garden City, N. Y, Doubleday, 1984.

_____. *At home among strangers.* Washington, D.C., Gallaudet University Press, 1989.

SCHLESINGER, Hilde. "Dialogue in many words: adolescents and adults hearing and deaf." *In*: ANDERSON, Glenn B.; WATSON, Douglas (eds.). *Innovations in the habilitation and rehabilitation of deaf adolescents.* Arkansas Research and Training Center, 1987.

_____. "Questions and answers in the development of deaf children." *In*: STRONG, Michael (ed.). *Language learning and deafness.* Cambridge; Nova York, Cambridge University Press, 1988.

SCHLESINGER, Hilde S.; MEADOW, Kathryn P. *Sound and sign: childhood deafness and mental health.* Berkeley; Los Angeles; Londres, University of California Press, 1972.

SHENGOLD, Leonard. *Halo in the sky: observations on anality and defense.* Nova York, Guilford Press, 1988.

STERN, Daniel N. *The interpersonal world of the infant.* Nova York, Basic Books, 1985.

STOKOE, William C. *Sign Language structure.* Reedição. Silver Spring, Maryland, Linstok Press, 1960.

_____. "Motor signs as the first form of language." *In*: STOKOE, W. (ed.). *Language origins.* Silver Spring, Maryland, Linstok Press, 1974.

_____. "Syntatic dimensionality: language in four dimensions." Apresentado à New York Academy of Sciences em novembro de 1979.

_____. Posfácio. *In*: BAKER, C; BATTISON, R. (eds.). *Sign Language and the deaf community.* Silver Spring, Maryland, National Association of the Deaf, 1980.

———. "Sign writting systems." *In*: VAN CLEVE, John (org.). *Gallaudet encyclopedia of deaf people and deafness.* Nova York, McGraw-Hill, 1987, v. 3.

STOKOE, William C; CASTERLINE, Dorothy C; CRONEBERG, Carl G. *A dictionary of American Sign Language on linguistic principles.* Ed. revista. Silver Spring, Maryland, Linstok Press, 1976.

STRONG, Michael. "A bilingual approach to the education of young deaf children: ASL in English." *In*: STRONG, M. (ed.). *Language learning and deafness.* Cambridge; Nova York, Cambridge University Press, 1988.

SUPALLA, Samuel J. "Manually coded English: the modality question in signed language development." *In*: SIPLE, Patricia (ed.). *Theoretical issues in Sign Language research, vol 2: Acquisition.* Chicago, University of Chicago Press, no prelo.

SUPALLA, Ted; NEWPORT, Elissa. "How many seats in a chair?: The derivation of nouns and verbs in American Sign Language." *In*: SIPLE, Patricia (ed.). *Understanding language through Sign Language research.* Nova York, Academic Press, 1978.

SUR, Mriganka; GARRAGTHTY, Preston E.; ROE, Anna W. "Experimentally induced visual projections into auditory thalamus and cortex." *Science*, v. 242, pp. 1437-41,1988.

TRONICK, E.; BRAZELTON, T. B.; ALS, H. M. "The structure of face-to-face interaction and its developmental function." *Sign Language Studies*, v. 18, pp. 1-16, 1978.

TYLOR, E. B. *Researches into the early history of mankind.* Londres, Murray, 1874.

VAN CLEEVE, John V. (ed.). *Gallaudet Encyclopedia of deaf people and deafness.* Nova York, McGraw-Hill, 1987.

VON FEUERBACH, Anselm. *Caspar Hauser*: *an account of an individual kept in a dungeon, separated from all communication with the world, from early childhood to about the age of seventeen.* Londres, Simpkin & Marshall, 1834. Edição original alemã publicada em 1832 como *Kaspar Hauser.*

VYGOTSKY, L. S. *Thought and language.* Ed. e trad. por Eugenia Hanfmann e Gertrude Vahar. Cambridge, Mass.; Nova York, MIT Press; John Wiley & Sons, 1962. Edição russa original publicada em 1934.

———. *The collected works of L. S. Vygotsky, vol. II, Problems of abnormal psychology and learning disabilities*: *the fundamentals of defectology.* (Título russo: *Princípios de defectologia*). Eds. R. Rieber e A. S. Carton. Trad. J. E. Knox e C. Stevens. Nova York, Plenum Press, 1991.

WALKER, Lou Ann. *A loss for words*: *the story of deafness in a family.* Nova York, Harper & Row, 1986.

WASHABAUGH, William. *Five fingers for survival.* Ann Arbor, Karoma, 1986.

WHORF; Benjamin Lee. *Language, thought, and reality.* Cambridge, Technology Press, 1956.

WINEFIELD, Richard. *Never the twain shall meet: Bell, Gallaudet and the communications debate.* Washington, D.C., Gallaudet University Press, 1987.

WINNICOT, D. W. *The maturational process and the facilitating environment.* Nova York, International Universities Press, 1965.

WITTGENSTEIN, Ludwig. *Philosophical investigations.* Londres, Blackwell, 1953.

WOOD, David; WOOD, Heather; GRIFFITHS, Amanda; HOWARTH, Ian. *Teaching and talking with deaf children.* Chichester; Nova York, John Wiley & Sons, 1986.

WOODWARD, James. "Historical bases of American Sign Language." *In*: SIPLE, Patricia (ed.). *Understanding language through Sign Language research.* Nova York, Academic Press, 1978.

WOODWARD, James. *How you gonna get to heaven if you can't talk to Jesus: on depathologizing deafness.* Silver Spring, Maryland, T. J. Publishers, 1982.

WRIGHT, David. *Deafness.* Nova York, Stein and Day, 1969. (Reeditado em 1990 por Faber and Faber, Londres.)

ZAIDEL, E. "Lexical organization in the right hemisphere." *In*: BUSER, P.; ROUGEUL-BUSER, A. (eds.). *Cerebral correlates of conscious experience.* Amsterdã, Elsevier, 1981.

ÍNDICE REMISSIVO

Oliver Sacks foi psiquiatra e autor de catorze livros, entre eles *O homem que confundiu sua mulher com um chapéu* e *Tempo de despertar* (que inspirou filme homônimo, indicado a três Oscar). Além destes, a Companhia das Letras publicou também *Alucinações musicais*, *Enxaqueca*, *Um antropólogo em Marte*, *A ilha dos daltônicos*, *Com uma perna só*, *Tio Tungstênio*, *O olhar da mente*, *Diário de Oaxaca*, *A mente assombrada*, *Sempre em movimento* e *Gratidão*. Sacks viveu em Nova York e lecionou neurologia e psiquiatria na Columbia University, onde também ocupou o cargo de Artista. Morreu em 2015 aos 82 anos. Para saber mais sobre seu trabalho, acesse <www.oliversacks.com>.

1ª edição [1998] 6 reimpressões
1ª edição Companhia de Bolso [2010] 4 reimpressões

Esta obra foi composta pela Verba Editorial
em Janson Text e impressa pela Prol Editora Gráfica em ofsete
sobre papel Pólen Soft da Suzano Papel e Celulose

FSC
www.fsc.org
MISTO
Papel produzido a partir de fontes responsáveis
FSC® C012418

A marca FSC® é a garantia de que a madeira utilizada na fabricação do papel deste livro provém de florestas que foram gerenciadas de maneira ambientalmente correta, socialmente justa e economicamente viável, além de outras fontes de origem controlada.